COLECCIÓN SALUD

COLECCIONES

Belleza
Negocios
Superación personal
Salud
Familia
Literatura infantil
Literatura juvenil
Ciencia para niños
Con los pelos de punta
Pequeños valientes
¡Que la fuerza te acompañe!
Juegos y acertijos
Manualidades
Cultural
Medicina alternativa
Clásicos para niños
Computación
Didáctica
New age
Esoterismo
Historia para niños
Humorismo
Interés general
Compendios de bolsillo
Cocina
Inspiracional
Ajedrez
Pokémon
B. Traven
Disney pasatiempos

Dr. Abel Cruz

NERVIOS, ESTRÉS e INSOMNIO

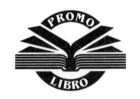

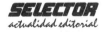

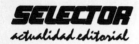

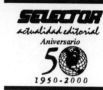

Doctor Erazo 120
Colonia Doctores   **Tel. 55 88 72 72**
México 06720, D.F.   **Fax 57 61 57 16**

NERVIOS, ESTRÉS E INSOMNIO

Diseño de portada: Kathya Rodríguez Valle

ISBN: 970-643-413-5

Tercera reimpresión. Julio de 2004

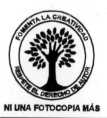

NI UNA FOTOCOPIA MÁS

Contenido

Introducción

Entre los padecimientos que más afectan la vida cotidiana están: los nervios, el estrés y el insomnio; pero por qué todos en paquete, por qué todos juntos y no los menciono por separado, quizás debería hacerlo como ustedes lo van a leer más adelante, pero podría decirles que la intensidad de los mismos van a condicionar la aparición de cada uno en cadena y cuyos efectos serán nocivos para la salud.

Así, cada vez que mencionamos cualquier enfermedad y la asociamos al estrés, los nervios, o insomnio encontramos que ésta se va a disparar en abundancia de síntomas y principalmente complicaciones, pues en los diabéticos –por mencionar sólo un ejemplo–, se nos hace difícil regular sus niveles de azúcar aun con controles adecuados de dietas e hipoglucemiantes orales y vemos que desgraciadamente las complicaciones de esta terrible enfermedad se van a presentar con una intensidad que hasta los médicos tememos.

Cuando escuchamos que la humanidad avanza a pasos agigantados, que todo se vuelve "fácil", que las comodidades de que disponemos son cada vez mejores, y nuestra vida simplificada es más feliz; es falso, siempre debemos escuchar ese botón de alarma que se enciende y nos dice, que es lo contrario, que por cada comodidad y uno que otro avance nos estamos metiendo en un mundo bastante complicado, pues la vida se esta volviendo cada vez más difícil y enredándose de manera brutal, pero lo peor, jamás es lo que nos rodea sino, primordialmente, porque nunca entendemos lo que sucede a nuestro alrededor, como que tampoco estamos en la frecuencia adecuada y no entendemos que demonios está pasando con nuestra vida y, desgraciadamente, nos la complicamos por no llegar a comprenderla.

El estrés es un síntoma que, desgraciadamente, es muy necesario en nuestro diario accionar, necesitamos unas pequeñas dosis de estrés para poder interactuar con los demás, esas mínimas dosis de estrés nos permiten estar alertas en respuesta a lo que nos rodea, responder con acierto a las preguntas de los demás, encontrar el camino preciso y la capacidad de realizar nuestras labores diarias, escribir, hablar, pensar de manera adecuada, de acuerdo a las necesidades de nuestra vida; nos facilita realizar el trabajo que tenemos que hacer, por ejemplo: escribir esto que estás leyendo, estar ubicados en la realidad y ser lógicos; pero, cuando ese estrés es más intenso pasa entonces a ser de elemento de ayuda y complemento a un detonante patológico, es decir algo que va a provocar que muchas enfermedades afloren, o en su defecto, se compliquen las ya existentes, así como el de hacer explotar (conjuntamente con otros factores) la herencia de enfermedades legadas por los padres, así de fácil. El estrés es un elemento que desgraciadamente está presente en cada acto de nuestra vida, es un agente que podemos aprender a moderar para sacar el mayor provecho de él o, en su defecto, él se pueda aprovechar de nosotros, así que por favor lean cuidadosamente este libro y encontrarán una respuesta adecuada a sus necesidades.

Lógicamente todo está unido, y los nervios son palabras de uso cotidiano, pues cuántas veces hemos escuchado decir que tal o cual conocido nuestro padece de los nervios, como diciendo que es algo sencillo y fácil de manejar, y más que nada, sin relevancia, ¿pero realmente no tiene importancia? bien, tiene una importancia fundamental durante todos estos años de práctica médica he encontrado que miles de pacientes han somatizado infinitamente sus síntomas haciéndonos más complicada nuestra labor como médicos.

¿Quién de ustedes es capaz de realizar todas las tareas que tiene en el transcurso del día, con la precisión y el acierto con que debe, cuando es presa de los famosos nervios, y cuántos de ustedes pueden mantener una simple conversación trivial con el embate de éstos? Creo que nadie, en lo personal cuando me he sentido un poco nervioso me pongo de mal humor, me siento desgastado, me falla la memoria, hago mal mi trabajo y lo más importante soy incapaz de encontrar el lado bello de la vida, aun cuando este mismo se presente ni siquiera lo noto, porque para mí es simplemente gris ¿a cuántos de ustedes les ha acontecido lo anterior?, ¿a cuántos les habrá dejado de funcionar esa pequeña parte de su ser que los invita a ser distintos todos los días; además, creativos, soñadores y felices, cuando solamente se sienten nerviosos?

Y tan importante es el tener una buena vibra, pero también el sentirla y hacerla partícipe a quien nos rodea, pues en muchas ocasiones el sentirnos nerviosos motiva que el entorno vibre igual contagiando de esa sensación a nuestros amigos, familiares, compañeros de trabajo, en fin a todos aquellos con los que estamos relacionados.

Pero también es importante mencionar que otra parte fundamental, en este libro, es el insomnio, porque ¿cuántos de ustedes, luego de una noche de insomnio, están como nuevos al día siguiente? Creo que nadie, el sueño cumple una de las funciones más importantes de nuestra existencia, la de reparación y descanso de todos nuestros sistemas; y en el caso de no hacerlo, en la forma adecuada, nuestro cuerpo comienza a experimentar las graves consecuencias de nuestro descuido: envejecimiento prematuro, cansancio crónico, aparición de enfermedades crónico-degenerativas, etc. Lo más importante, nuestro cerebro es el que más se desgasta haciendo que nuestras acciones se vean entorpecidas y que, además se desencadenen todos los padecimientos imaginados.

Así entonces, esta tríada es uno de los peores azotes de la humanidad, es la consecuencia final de actos diarios de nuestro cuerpo, el que finalmente nos cobrará, en efectivo, con enfermedades estas devastaciones. Pero, ¿por qué se presentan todos los síntomas anteriores? podríamos decir que todos ellos ya los traemos en nuestra información genética, es decir son actitudes heredadas, grabadas en la memoria ancestral y que, desgraciadamente a fuerza de ser costumbre en los seres humanos las damos como algo que no podemos cambiar y que necesariamente debemos de ser así para que podamos presumir de ser seres humanos iguales que otros, incapaces de cambiar; porque si lo hacemos no podremos integrarnos al grupo social al que pertenecemos y eso probablemente, para muchos, sea una barbaridad, pero les podría preguntar ¿cómo tildan a aquellas personas que conservan la tranquilidad en caso de un problema relativamente difícil o que son capaces de ser lógicos en situaciones apremiantes? En muchas ocasiones, al principio lo ven como una virtud, pero después, estas personas comienzan a ser señaladas por no ser nerviosas y las empienzan a catalogar como seres fríos y calculadores; en cada uno de sus actos, haciéndolo sentir como anormales, cuando la realidad podría ser contraria.

Así, el hablar de insomnio, estrés y nervios, es un tema del que difícilmente estamos desligados, pues todos los seres humanos, absolutamente todos, hemos estado en relación, en contacto y en muchas ocasiones padeciendo los estragos que significan estar vinculados con ellos.

Precisamente ésa es la razón que me orilla a escribir todo lo que leerán a continuación, el ver cómo muchas personas, muchos de mis pacientes y círculo social son víctimas de estos terribles males, así que lean cuidadosamente cada una de las descripciones que les ofrezco y créanme, al principio, se van a impresionar al encontrar que éstas son las mismas que padecen a diario, y se van intensificando, de manera irremediable comprometiendo de manera absurda la salud; en áreas, aun con el conocimiento de las mismas no somos capaces de encontrar una solución que esté al alcance de nuestra mano, para que podamos realizarla. Sin embargo, comprobarán que desde una perspectiva más natural, la que propongo en este libro, es posible hallar el camino adecuado a la solución de este terrible azote de la humanidad.

Finalmente esta obra se une a la colección del Dr. Abel Cruz, misma que pronto estará más completa por todas las ideas que constantemente recibimos de nuestros pacientes y de las personas que nos hacen el favor de leer estas publicaciones. Así entonces, sean bienvenidos a un eslabón más de la gran cadena que esperamos que sea esta colección de libros naturales.

Bienvenidos al Mundo Naturista del Dr. Abel Cruz.

Acuérdate de cuál es la duración de mi vida.
¿A caso es totalmente envano que hayas creado
a todos los hijos de los hombres?
¿Qué hombre físicamente capacitado hay vivo
que no haya de ver la muerte?
Salmos 89 vrs. 47, 48

Con inmenso amor a mis hermanos

Dr. Abel Cruz

De qué padece usted

Se dice que al menos una de cada veinte personas sufren trastornos de la salud; sin embargo, como veremos, interrogué a algunos pacientes, escogidos al azar, para saber si experimentaban *nervios o estrés*, caso curioso la mayoría especificaba que no sufrían nada de eso; lo único que notaban era que siempre sentían hormigueo en el estómago, cuando tenían una cita con el médico o el jefe, o los clásicos latidos rápidos del corazón ante un examen o un suceso imprevisto; la cara caliente y sudor por una discusión y, regularmente, el dolor de cabeza por problemas económicos o familiares, etcétera; entonces, pedí que meditaran un poco sobre algún suceso actual que trajo cambios a su vida y cómo se habían sentido física y emocionalmente después.

Alejandra "N", 8 años de edad: "curso tercero de primaria del sistema oficial, inicio mis actividades a las 6:30 a.m., y me duermo hasta las 10:00 p.m. Hace un mes nació mi hermano y comenzaron las competencias escolares, desde entonces me siento inquieta, me sudan las manos, se me dificulta levantarme por la mañana, he tenido algunas bajas en mis notas".

Yedid "N", 17 años de edad: "curso el segundo año de preparatoria del sistema particular, inicio mis actividades a las 4:30 a.m., y me duermo a las 10:00 p.m. Hace tres semanas mi padre se jubiló y permanece en casa todo el día, desde entonces debo estar en casa antes de la hora de comer, me siento irritable, tengo dificultad para concentrarme en clase y para conciliar el sueño".

Jorge "N", 26 años de edad: "trabajo como policía auxiliar en una empresa, inicio mis actividades a las 5:00 a.m., y me duermo hasta las 11:00 p.m. Hace mes y medio me mordió un perro, a la semana siguiente asaltaron la empresa y me amagaron con pistola, desde entonces no puedo conciliar el sueño con facilidad, me despierta cualquier ruido, he tenido muchos permisos por *enfermedad*, tengo fatiga sexual, se me olvidan los nombres de las personas, me siento temeroso y agotado al despertar, después sobreviene la impaciencia".

Marina "N", 35 años de edad: "trabajo como maestra de Educación Preescolar en el sistema oficial, inicio mis actividades a las 6:15 a.m., y me duermo hasta las 11:00 p.m. Hace nueve meses di a luz y hace un mes decidí comenzar otro negocio, últimamente no descanso, me siento ansiosa por la mañana y la tarde, imposible no puedo dejar algo de lado, tengo dificultad para conciliar el sueño, sufro indigestión".

Sonia "N", de 43 años de edad: "trabajo como cajera en un banco, inicio mis actividades a las 7:00 a.m., y me duermo a las 12:00 p.m. Hace seis días me entregaron la petición de divorcio y al día siguiente mi hija se fracturó un brazo, desde entonces me irrito fácil-mente con mis hijos, conmigo misma y hasta con los clientes del banco, no puedo concentrarme en mi trabajo, la noche es demasiado larga, se acentúo mi acidez de estómago, me siento infeliz y he descuidado un poco mi aspecto".

Joaquín "N", de 56 años de edad: "administro mi bodega de cebolla en la Central de Abastos, inicio mis actividades a las 2:00 a.m., y me duermo a las 6:00 p.m. Hace veinte días a mi mujer le diagnosticaron colesterol y triglicéridos altos, a la semana siguiente me robaron una camioneta, al salir de la bodega; desde entonces no puedo descansar o conciliar el sueño fácilmente, experimento angustia, ansiedad y mi enojo es frecuente, tampoco puedo concentrarme para leer el periódico, tengo dolor de cabeza constantemente".

Cecilia "N", de 62 años de edad: "soy ama de casa, inicio mis actividades a las 7:00 y me duermo a las 10:30 p.m. Hace un mes falleció mi esposo, de una embolia, y debí arreglar todos sus pendientes en el negocio, desde entonces me siento nerviosa, tengo agotamiento constante, se me dificulta levantarme por la mañana, experimento cierta impaciencia al ir a dormir, y no logro el sueño reposado".

Nicolás "N", de 74 años de edad, pensionado: "inicio mis actividades a las 8:00 y me duermo a las 9:00 p.m. Hace quince días caminaba por la calle cuando observé a un transporte colectivo impactarse contra otro, desde entonces me siento angustiado y con cierta ansiedad, desarrolle un tic en la cara, la digestión se volvió difícil y por la noche me despierto varias veces".

Es así como sin importar la edad, el sexo, el estado económico, la educación o el desempeño diario, cada una de las personas anteriores manifestaron un cuadro de nervios y estrés que a la larga les condujo a un estado de insomnio; sin embargo, debido a que su organismo ha aprendido a aceptar tales situaciones, ellos mismos pasaron desapercibidos los cambios y el descontrol que experimentaron: la mejor referencia de los daños que han causado estos trastornos, en su vida, son algunos de sus problemas de salud, las bajas laborales, la productividad inadecuada y la insatisfacción con su vida personal. Es por ello que debemos entender la función que cumplen los nervios y el estrés en la vida del hombre y su interacción entre sí y el insomnio.

Nervios

El cuerpo humano posee el sistema nervioso más perfecto de cuantos integran el mismo organismo, es el más constante y el más veloz; sin embargo, a pesar de su perfección es muy susceptible a un trastorno o irritación provocada por el mismo organismo, ya que el sistema nervioso se encarga de regular la actividad y funcionamiento de todos los órganos que componen el cuerpo humano. Este sistema está dividido en dos: sistema nervioso central compuesto por el cerebro y la médula espinal que se encarga de coordinar toda la actividad nerviosa, y el sistema nervioso periférico integrado por los nervios que parten del cerebro y la médula y llegan hasta los extremos del organismo, algunos se encargan de llevar mensajes hacia el sistema nervioso central y otros los conducen hasta la parte externa del cuerpo aunque no todos los nervios tienen la doble función de recibir y transmitir impulsos.

Los nervios están constituidos por unas células llamadas *neuronas*, aproximadamente de los trece millones o más de éstas que componen el sistema nervioso, algunas con fibras que alcanzan un metro de longitud, como las que llevan los mensajes de la médula espinal hasta los dedos de los pies.

En el hombre existen dos sistemas separados de control nervioso: el sistema voluntario, que se ocupa de la recepción y la transmisión de impulsos a los ojos, nariz, oídos, lengua, piel, músculos y articulaciones; el sistema autónomo, que controla y asegura el funcionamiento de los sistemas responsables de la respiración, digestión, circulación, excreción y secreción hormonal, se divide también en dos sistema simpático y sistema parasimpático.

Las células nerviosas en reposo poseen un potencial eléctrico aproximadamente de 90 milivoltios, se alteran cuando surge un momento de temor, molestia o conmoción fuerte y se estimula un nervio; el conjunto sensitivo unido a él sufre un cambio que produce modificaciones eléctricas que originan reacciones en cadena semejantes, en todo el nervio, lo que a su vez ejerce una punción química en el músculo, todo correspondiente al sistema simpático, curiosamente el sistema parasimpático tiende a contrarrestar los actos del simpático, y viceversa. Es así como los cambios de humor (miedo, angustia, neurastenia, depresión, etc.) mal llamados "nervios" no se producen en los nervios sino que éstos son simplemente los encargados de transmitir al cerebro tales cambios de humor, aunque es cierto que es posible causar algún tipo de irritabilidad en los extremos nerviosos de la piel a causa de factores como cambios naturales, así entonces estar nervioso es solamente un resultado de las tensiones, las contrariedades, las molestias, causadas por distintos factores, es un poderoso y útil mecanismo de defensa en contra de una situación excitante; sin embargo, la nerviosidad no ofrece ninguna ventaja, sino todo lo contrario la cólera permite que los nervios se irriten cada vez más, conduciendo a un estado de estrés y que con ello se enferme el organismo.

Existen dos clases de crisis nerviosas, si bien sus síntomas son iguales, se diferencian por su intensidad; así, la persona en crisis experimenta los síntomas pero con mayor severidad; una crisis severa impide a la persona trabajar normalmente y no puede enfrentarse a su mismo estado; el ataque de nervios, a pesar de su breve duración, es uno de los más alarmantes estados nerviosos y puede ser de dos clases: normales o recurrentes, suelen experimentarlo más las mujeres que los hombres. El ataque nervioso normal es producto de una situación anómala o de disgusto, se acompaña de gritos, incoherencias y un ataque de nervios recurrente, suele presentarse más a menudo y se debe a múltiples causas, casi siempre van acompañados de agotamiento y fatiga mental.

Síntomas de los nervios

Normalmente los síntomas aparecen poco cuando la tensión no es crónica sino pasajera. Como lo son:

- Ansiedad.
- Rubor en las mejillas.
- Rigidez o movimientos torpes.
- Cabeza ladeada o gacha.
- Hombros caídos, como abrumados por el peso de la tensión.
- Morderse las uñas.

- Retorcer las manos.
- Golpetear la mesa con los dedos.
- Silba sin saber qué.
- Humor decaído.
- Falta de energía.
- Dolor de cabeza.

En el caso de que la tensión sea crónica surgen síntomas como:
- Gestos faciales o tics que alivian parte de la tensión.

Hay quienes cuando están afectados por tensiones no sólo pueden llegar a configurar los síntomas, sino transformarlos en verdaderas enfermedades, o bien algunos sólo causan ciertas molestias y dolores más o menos livianos. Así, cuando el estado de tensión nerviosa se prolonga sensibiliza a los nervios y las glándulas suprarrenales liberadoras de adrenalina de una manera casi alarmante, aunque manifestando dos tipos de crisis nerviosas con síntomas similares a muchas enfermedades nerviosas:
- Insomnio.
- Palpitaciones.
- Pánico.
- Acidez gástrica.
- Dolor agudo del corazón.
- Latidos lentos.
- Jadeos.

- Temblores.
- Vacío en la cabeza.
- Jaqueca y dolor de cabeza.
- Mareos.
- Vértigos.
- Defectos visuales.
- Estreñimiento.
- Diarrea.
- Sofocación.
- Neuralgias.
- Calambres gástricos e intestinales.
- Úlceras gástricas y duodenales.

Existen también las crisis nerviosas de mayor gravedad que se presentan cuando los problemas se consideran insolubles y cuya sintomatología incluye:
- Angustia tremenda.
- Profunda tristeza.
- Sentimiento de vergüenza y culpabilidad.
- Terror físico.

Mecanismos que activan los nervios

El cuerpo frente a la tensión o preparación instantánea produce la "reacción de lucha o huida", los mensajes nerviosos pasan por las glándulas suprarrenales que contienen hormonas importantes, como la adrenalina y la noradrenalina, la proporción de las secreciones de una y otra sustancia varía de acuerdo al momento; sin embargo, la adrenalina es la que más se libera mediante ligeros impulsos, cuando se producen estados de tensión. De esta manera la hormona pasa a la sangre, circula en todo el organismo, al cabo de unos segundos, estimula los miles de diminutos receptores que alberga el cuerpo, es decir, provoca la hiperactividad en éste hasta que la situación de tensión haya pasado.

Los efectos de estos estímulos producen profundos cambios.
- El cerebro se alerta ante el peligro.
- El corazón late con más fuerza y rapidez.
- El corazón envía mayor cantidad de sangre a los músculos
- Los músculos se preparan para actuar ante cualquier agresión.
- Se ensanchan los vasos sanguíneos.
- Aumenta el aporte de oxigeno y otras sustancias energéticas.
- Se eliminan productos residuales por la actividad violenta.
- El rostro cambia de color, desde el rubor al enrojecimiento, aunque algunas veces se observa palidez.
- El sudor baña la frente y otras zonas.

- Las pupilas se dilatan.
- Se incrementa el flujo respiratorio.
- Las fosas nasales se ensanchan.
- El pelo se eriza.

Factores de nervios

La tensión constante, en las actividades de la vida moderna, es la principal causa de nervios, ya que las grandes ciudades se encuentran inmersas y rodeadas de ajetreo, bullicio, tráfico intenso, contaminación, entre otros tantos factores que permiten que el individuo se sienta abrumado ante un mundo que aprisiona, domina, maltrata y destruye. Así entonces, el estado de nervios no es más que un mecanismo necesario para defenderse de un ambiente que oprime.

Otras causas de nervios son el posible ascenso en el trabajo, las carencias, las exigencias de un nuevo nivel de vida, los problemas en el matrimonio; hasta que no se consigue solucionarlos se vive en una condición nerviosa en la que abunda la irritación, el mal humor y simplemente, el descontento que en algún momento se transforma también en causa de trastornos nerviosos.

La vida actual, excesivamente artificial y antinatural, también perjudican al organismo trastornando el funcionamiento de los sistemas corporales y dando lugar a la acumulación de toxinas que perturban, al mismo tiempo, al sistema nervioso o, bien, propiciando el surgimiento de conflictos de carácter emocional y moral que, a su vez, son causa de trastornos nerviosos.

Algunos factores como la lluvia, el viento, el calor excesivo son factores importantes que estimulan la piel y producen pequeños estados de nervios.

Situaciones embarazosas, como en la que acontece en la adolescencia: el rubor, expresión casi siempre relacionada con la sexualidad estimula el estado nervioso. El trabajo intelectual o mental (escritores, estudiantes, etcétera) alienta, en cierto grado, la tensión en los nervios, por lo general a los abastecedores de las sensaciones cerebrales, lo cual produce mayor tensión mental en el resto del organismo.

El temor que genera tensión psíquica, a su vez, es provocado por un padecimiento, algunas veces imaginario o por fatiga.

Factores que influyen sobre los nervios

De acuerdo a la personalidad es posible ser más propenso a los nervios.

- Temperamento sanguíneo: la persona es obesa, de cabello abundante, su pulso es fuerte y su digestión perfecta.
- Temperamento colérico: la persona es alta, delgada, altamente irritable e inconstante.
- Temperamento flemático: la persona es gorda, pálida, poco ingeniosa y dormilona.
- Temperamento melancólico: la persona es introvertida, sufre falta de sueño combinado con pesadillas constantes, obstinación, pesimismo e inhibiciones tenaces.

Cómo diferenciar los nervios

Principalmente se debe diferenciar los nervios entre los múltiples trastornos nerviosos, algunos de los cuales son provocados por las glándulas importantes para el funcionamiento del organismo, así cuando son afectadas provocan una serie de reacciones que terminan con la salud no sólo de las mismas glándulas sino del organismo en general. De esta manera el mal funcionamiento de la próstata afecta el sistema nervioso al no recibir una hormona tonificante segregada por dicha glándula, por lo cual pierde su eficacia y da pie a la aparición de diferentes trastornos nerviosos como: el cansancio, la debilidad de carácter, la depresión, el abatimiento, la neurastenia, etcétera. Cuando no funciona correctamente la glándula tiroides se manifiesta el hipertiroidismo, las manos se sienten calientes y temblorosas. Cuando los ovarios sufren el cambio por la menopausia, los trastornos nerviosos que más aparecen son el mal humor, la tristeza, el cambio de carácter, la histeria y los ataques de nervios.

Efectos de los nervios en la salud

Algunas de las causas de pequeñas tensiones dan lugar a la irritabilidad nerviosa que a la larga acaba con la salud del sistema nervioso, lo que a su vez da lugar a numerosas enfermedades de tipo nervioso y mental, es decir se forma un círculo. Sin embargo, las personas que viven bajo tensión nerviosa constante, por cualquier causa, no presentan un aspecto decaído, sino todo lo contrario ya que la tensión se ve reflejada más bien en los músculos firmes y rotundos, en un paso vivo y ágil, pero lo cual obviamente es un engaño para distraer de las tensiones que agobian el interior del organismo.

Todas las expresiones nerviosas de inseguridad manifiestan una costumbre de buscar consuelo oral, como una forma de regresión al tipo de consuelo infantil, que retribuye placer, pero que genera terribles consecuencias antiestéticas como: morderse las uñas o un lápiz, ser obeso o padecer la tos de fumador.

Algunas ocasiones erróneamente se trata de disimular la tensión esforzándose por aparentar calma y tranquilidad; sin embargo, al quedar reprimida la tensión nerviosa por completo, ésta ataca los nervios, los cuales reaccionan fuertemente, acabando con el poco estado de ánimo y las energías, es posible que sobrevenga un desquiciamiento nervioso, el colapso y la depresión más profunda e incluso la neurastenia aguda.

A causa de la tensión se puede producir una restricción respiratoria, limitándose la capacidad del pecho y una fuerte tensión ocasiona trastornos al sistema respiratorio como tos, asma, sofocación, espasmos, etcétera, también es posible que la circulación sanguínea se vuelva irregular lo cual produce trastornos como el enrojecimiento de la piel, el sudor frío y abundante, el enfriamiento de manos y pies y los calambres.

Cómo superar los nervios

Para evitar los nervios y otras condiciones nerviosas leves, es necesario tomar algunas medidas de prevención.

- Evitar lo más posible las preocupaciones de la vida social, doméstica y del trabajo laboral.
- Mantener una alimentación sana y natural, con alimentos que fortalezcan el organismo y aporten los nutrientes para hacer más resistentes los nervios.
- Dormir las horas necesarias de acuerdo a las propias necesidades.
- Combatir el insomnio o la inactividad prolongada.
- Nunca excitarse, en demasía, ante las pequeñas contrariedades de la vida cotidiana.
- No doblegarse demasiado ante los pesares de carácter natural como el fallecimiento de un familiar o un desequilibrio económico temporal.
- Compartir los problemas y las alegrías con amigos sinceros y de moral comprobada.
- Evitar toda discusión que irrite o aminore el estado de ánimo.
- No creerse superior o inferior a nadie.
- Practicar la relajación para aminorar la excitación nerviosa.

- Armarse de paciencia ante los contratiempos.
- Dar paseos por la tarde para templar los nervios y vigorizar el organismo.
- Adoptar la filosofía de que el ritmo de la vida continuará exactamente igual por más que uno se irrite o disguste.
- Adoptar el hábito de salir con tiempo para evi tar los nervios por el retraso.
- Suprimir algunos gastos superfluos como el alcohol y tabaco para evitar los nervios por la adicción y por el exceso de gastos.
- Intentar dominar todas las situaciones por adversas que éstas sean.
- Mantener el amor y el afecto para alejar las tensiones.
- Mantener el hábito de la distracción sana.
- Practicar un deporte como hobby y sin exagerar.
- Reflexionar sobre lo que provoca tensión para observar lo inútil que es la preocupación y la tensión que se han generado.

Tratamiento de los nervios

Respecto a los nervios, debido a que su condición no es tan grave, es posible que la misma persona intente la curación por sí mismo ya que como se vio anteriormente los nervios sólo son producto del entorno.

Tratamiento médico

Se emplean principalmente sustancias psicotrópicas que influyen sobre los nervios.

- Estimulantes: como las anfetaminas que producen euforia y la fenelcina que combate la depresión.
- Tranquilizantes: alivian la ansiedad sin producir somnolencia.
- Antihistamínicos: deprimen el sistema nervioso central.
- Hipnóticos: como los barbitúricos son sedantes que inducen el sueño, causan adormecimiento y calman la mente y los nervios.
- Drogas: como LSD que actúa sobre el estado mental y los nervios.

Al recetar cualquiera de los fármacos es necesario comprender que sólo sirven para reducir los síntomas, mas no para eliminar las causas de los nervios.

Tratamiento combinado

En algunos casos para curar los nervios puede usarse una combinación de medios físicos como los de la psicoterapia, la medicina alternativa y el aprendizaje de métodos que le permitan aprender a convivir con todas las molestias y presiones que causan nerviosismo, comportándose con calma y seguridad ante las mismas. Del que mejor se obtienen resultados es del abandono y repudio de ciertos hábitos de la vida actual antinatural y artificial.

Estrés

La mayoría de las reacciones en el cuerpo son heredadas de los primitivos antepasados, cuya vida estaba rodeada de peligros y amenazas para la vida, lo cual requería de una rápida reacción; para poder pasar del reposo a la actividad física el cuerpo necesita reaccionar con respuestas físicas y mentales en cuestión de segundos, para después de superado el peligro retornar a su estado inicial, dando origen así al estrés, el cual duraba unos pocos minutos. Actualmente no debemos enfrentarnos a esos peligros; sin embargo, nos enfrentamos a otras situaciones con los mismos mecanismos de nuestros antepasados como el miedo, agitación, etcétera, aunque no reaccionamos físicamente así porque ya es innecesario huir o luchar, de manera que toda la energía y la agitación generadas se acumulan en el interior, prologando la duración de este estado.

El término estrés puede definirse como una reacción o cualquier estímulo o interferencia que produce un estado de tensión y que pide un estado adaptativo por parte del cuerpo que perturba el funcionamiento normal y altera la salud mental o física, transformando así el estrés en un mecanismo de defensa del cuerpo hacia la situación de tensión, para lo cual son necesarios algunos cambios fisiológicos, motores, emocionales y conductuales.

El estrés es un estado habitual en la vida diaria ya que cualquier cambio al que se adapta el cuerpo representa estrés, motivo por el cual no puede evitarse, pero sí controlarse. Sin embargo, este mecanismo de defensa es uno de los grandes problemas del hombre del siglo XX llegando a comprender que entre el 75 y el 90% de las visitas al médico sean por trastornos que se relacionan con el estrés, todo esto debido a que los cambios ocurridos por la activación de éste no disminuyen, por lo cual el organismo entra a un estado casi crónico y cuando se le añade más estrés, por las constantes amenazas de la vida diaria, como el tráfico por una manifestación, los problemas familiares, un compañero desagradable, un hijo rebelde, etcétera, entonces la amenaza o peligro que estimula el estrés no termina y la situación de defensa se prolonga aún más de lo necesario, llevando a los centros reguladores del cerebro a hiperreaccionar ocasionando una sobrecarga y daños al organismo principalmente por la elevación de la adrenalina y hormonas corticosteroides secretadas por las glándulas adrenales, todo lo cual conlleva hacia un desgaste físico, combinado con otras situaciones como crisis de llanto y depresión, es decir un colapso total del cuerpo, es así que a mayor estrés más padece el cuerpo. Así entonces el estrés se vuelve perjudicial sólo cuando la persona no logra manejarlo, dejándola propensa a las reacciones físicas, mentales y emocionales no deseadas, así como propensión a ciertas enfermedades.

El estrés puede ser psicológico, como replica a las amenazas percibidas o anticipadas; el estrés agudo es como respuesta a un peligro inmediato; el estrés crónico se refiere a que se experimenta una situación vital infeliz y el estrés postraumático (neurosis de guerra), es un síndrome caracterizado por la reexperimentación del acontecimiento traumático tal como la violación o las quemaduras graves, los síntomas de este último pueden tardar en aparecer tras observar un estado inicial de aturdimiento, irritabilidad nerviosa, dificultad para relacionarse con el entorno y depresión.

El estrés es una palabra que también se utiliza para referirse al agobio que produce una excesiva cantidad de trabajo o alguna presión que altere la estabilidad de la vida cotidiana, aunque también existen otros calificativos de estrés poco conocidos:

- Distrés: se refiere a las consecuencias perjudiciales de una excesiva activación psicofisiológica, causa mayor daño al organismo.
- Eustrés: se refiere a la alusión de la adecuada activación necesaria para culminar con éxito una situación complicada, causa un menor daño.

Y aunque no hay un solo nivel de éste que sea óptimo para toda la gente, el estrés no siempre es una respuesta nociva ya que incluso existen personas que se benefician de él, entre ellos los altos ejecutivos para quienes este estado puede ayudarles a controlar la ansiedad, e incluso con el beneficio de tener menor riesgo de cáncer, esto último con relación a que las situaciones de alto rendimiento, en las que no sea posible manipular las variables, producirán altos niveles de carcinógenos internos.

Síntomas del estrés

- Activación del sistema nervioso autónomo (consta de los ganglios, los nervios y los plexos que inervan los músculos involuntarios): la persona experimenta cambios, principalmente en el corazón y en la circulación cuando el cuerpo se prepara para actuar instantáneamente.
- Agitación: la persona está siempre agitada y mirando hacia todos lados, salta al percibir ruidos raros o movimientos inesperados, las nuevas ideas producen mayor impacto del habitual.
- Miedo y confusión: la persona experimenta sensación de incertidumbre de que va a suceder algo terrible.
- Temblores y cansancio: la persona experimenta tensión muscular, esto produce temblor continuo que, por ser excesivo y prolongado, deja al cuerpo sin energía.

Mecanismos que activan el estrés

La reacción del estrés es controlada por el sistema endocrino que regula varias funciones del cuerpo, las hormonas del estrés incluyen estimulantes como: la adrenalina, noradrenalina, hidrocortisona, testosterona y tiroxina, las cuales producen reacciones físicas.

- En el córtex cerebral una señal de alarma es generada y enviada al hipotálamo.
- En el hipotálamo se dispara la hormona HACT, la cual moviliza las glándulas suprarrenales.
- Los vasos capilares de la piel se contraen para reservar sangre para los músculos.
- Constriñe los músculos involuntarios del cuerpo.
- Aumenta la tensión arterial y por ende el ritmo cardiaco.
- Las glándulas suprarrenales secretan adrenalina y esteroides.
- Aumenta el nivel de glucosa segregada en el hígado.
- Aumenta la segregación de ácidos gástricos en el estómago.
- Aumenta la liberación de endorfinas.
- Los músculos reciben mayor cantidad de sangre.
- Los músculos se tensan y preparan para la acción.
- La frecuencia respiratoria aumenta y se vuelve poco profunda.
- La sangre es bombeada al cerebro para aumentar la llegada de oxígeno a las células.
- Los procesos mentales son favorables.
- Los sentidos se agudizan.
- El hambre y el deseo sexual se suprimen.
- El oído se agudiza.
- Se dilatan las pupilas para aumentar el ángulo de visión.

- El proceso digestivo se detiene.
- La piel se percibe fría.
- Los pies y manos se perciben fríos y sudorosos.
- Se eriza el vello capilar.

Es así como durante la primera etapa del estrés surgen las anteriores "respuestas adaptativas"; durante la segunda etapa del estrés el cuerpo comienza a reparar los daños causados en la primera etapa; pero si el estrés continúa, se manifiesta el agotamiento y la energía del cuerpo se acaba. Esta etapa puede continuar hasta afectar los órganos vitales y sobrevenir la enfermedad o incluso la muerte.

Factores de estrés

La mayor parte del estrés es autogenerado de las experiencias estresoras las cuales provienen de tres fuentes básicas: el entorno, como los ruidos o las aglomeraciones; las respuestas fisiológicas del cuerpo, tales como: las enfermedades o accidentes y pensamientos, negativos o positivos, ante las demandas.

Las opiniones difieren sobre qué acontecimientos son los que más producen estrés; sin embargo, existen muchos acontecimientos estresantes presentes en la vida cotidiana, aunque éstos pueden variar de acuerdo a la personalidad de cada sujeto, de las reacciones individuales, de los mecanismos de defensa que se ponen en actividad y de las circunstancias socioambientales de cada momento.

- 100%   La muerte del cónyuge.
- 73%   El divorcio.
- 65%   La separación matrimonial.
- 63%   La muerte de un familiar cercano.
- 53%   Una lesión o enfermedad personal.
- 50%   El matrimonio.
- 47%   El despido del trabajo.
- 45%   La reconciliación matrimonial o la jubilación.
- 40%   El embarazo.
- 39%   Las dificultades sexuales o el nacimiento de un niño.
- 38%   La quiebra o desajuste financiero.
- 35%   El cambio a un trabajo distinto.
- 31%   El incremento de los pleitos conyugales.
- 29%   El vencimiento de un préstamo o el matrimonial.
- 20%   Los problemas con el jefe, los cambios en el horario laboral.
- 17%   Los cambios de casa o en las actividades sociales.
- 15%   Los cambios en los hábitos del sueño o dietéticos.
- 13%   Las vacaciones o la Navidad.
- 11%   Las infracciones.

El porcentaje restante de factores causantes de estrés tiene que ver con pequeños sucesos que ocurren en la vida diaria, como las presiones laborales o escolares y la propia autoexigencia personal. En conclusión no sólo las situaciones problemáticas o negativas pueden elevar el nivel de estrés sino también la alegría súbita.

Factores que influyen sobre el estrés

Existen varios factores que agravan el estrés, e incluso son capaces de convertir una situación tranquila en una amenaza.

- Falta de control: ocurre cuando no es posible hacer nada para cambiar o escapar de una situación.
- Falta de medios para descargar la frustración: ante la imposición social de la disimulación de las frustraciones se consiente la acumulación de hormonas y sustancias nocivas para el cuerpo. Lo cual se complica por el uso de drogas y alcohol.
- Imposibilidad para predecir: es posible saber cuándo un evento estresante habrá de ocurrir; sin embargo, no existe manera de saber cuándo, ni cómo sucederá este mismo, generando mayor tensión.
- Temperamento personal: la personalidad se desarrolla como resultado de las influencias internas y externas.

  Competitivo: la persona es exigente, impaciente, inflexible, algunos son capaces de lograr grandes éxitos, pero otros sólo desarrollan un estrés semipermanente, caracterizado por la ira y la hostilidad. Presentan otros síntomas como: enfermedad de la prisa, no pueden relajarse sin sentirse culpables, no saben valorar a los demás.

Identificación excesiva: las personas se valoran por su estatus laboral y los éxitos laborales aumentan su autoestima.

Perfeccionista: la persona manifiesta obsesión por el orden y la perfección, sufre en caso de desorden, son rígidos e inflexibles, tienden a ser estrictos con los horarios, sus vidas deben estar planeadas perfecta y meticulosamente.

- Alimentos: el café, condimentación excesiva, carne animal contaminada con esteroides, alimentos procesados químicamente. Todos los cuales tienden a alterar la química del cuerpo.

- Pésimos hábitos alimenticios: comer a deshoras, dieta inadecuada, deficiencias nutricionales. Este desbalance nutricional afecta la producción de ciertos materiales vitales, así como el estado de salud física y mental, lo que, a su vez, incrementa el nivel de estrés.

- Abuso de medicamentos: automedicación y farmacodependencia. Lo cual permite la excitación del sistema nervioso y los centros motores.

- Desequilibrio interno: los cuales ayudan a iniciar una etapa en la cual un estresor provoca un desequilibrio bioquímico.

Quienes han aprendido a reaccionar ante el estrés suelen ser personas que disfrutan de la vida y logran sus objetivos, en cambio, las víctimas de éste no consiguen adaptarse a las presiones; así, quizá tengan la costumbre de guardar en un cajón los recibos de pago para tratar de olvidar sus deudas en vez de enfrentar la situación y buscar maneras más efectivas para administrar su dinero y no continuar endeudándose. Lo anterior corresponde sólo a una parte de su vida; sin embargo, así como manejan sus deudas, en la misma forma conducen el resto de su vida, desde su familia, pareja, trabajo, amigos, hasta los problemas domésticos o automotrices, dejando que cada uno se acumule en una especie de bomba individual que, a la larga, forma un campo minado en su totalidad, porque se ha dado la espalda a los problemas convirtiendo el estrés en un mal hábito (estrés crónico).

Cómo reaccionar ante el estrés

Las personas reaccionan de diferente manera ante un mismo factor de estrés, e incluso el mismo sujeto puede reaccionar de diferente manera de acuerdo a cada ocasión. Así, existen tres modos de reaccionar ante el estrés, cada uno de los cuales se manifiesta en situaciones específicas, aunque ninguno se puede considerar mejor que los otros.

- Reacción de lucha: esta respuesta puede ser interna o externa.

   Respuesta externa: implica hacer frente a los problemas en forma directa, en ocasiones antes de que éstos surjan. Quienes utilizan este modo de reaccionar suelen ser personas ambiciosas y competitivas, logran sus objetivos, se impacientan o enfadan si los contradicen, tienen dificultad para relajarse y son propensos a los trastornos cardiacos.

   Respuesta interna: Quienes utilizan este modo de reaccionar son personas organizadas y un tanto insensibles, tienden a ser sistemáticas y no aceptan las sugerencias de cambio; en muchos casos terminan padeciendo trastornos digestivos como el síndrome del colon irritable o úlceras estomacales.

- Reacción de huida: consiste en evitar los problemas a toda costa, ya sea fingiendo que no existen o dándose por vencidos y dejando que otras personas los resuelvan. Quienes utilizan este modo de reaccionar suelen ser personas muy prudentes, cuidadosas; pero es más común que pierdan el control sobre sus actos y se vuelvan dependientes de los demás; por su misma respuesta, casi nunca dan cauce a sus potencialidades ni aprenden a expresar sus sentimientos, son tímidos, en los casos graves manifiestan profundo aislamiento y accesos de depresión que puede desembocar en cáncer.

• Respuesta pasiva: implica aceptar los factores de estrés sin intensión de combatirlos, pero tampoco evadirlos. Quienes utilizan este modo de reaccionar suelen ser personas que actúan según dictados de la conciencia y las exigencias del momento, suelen ser tachados de indolentes, indecisos, les cuesta trabajo emprender acciones, sienten que nada vale la pena, son propensos a los accidentes y los padecimientos, son presa fácil del fanatismo y las modas.

Cómo reconocer el estrés

Un individuo puede reaccionar al estrés enfrentando de la mejor manera cada exigencia de la vida, pero su cuerpo suele manifestar el estrés a través de una serie de pequeños síntomas físicos que lo delatan como una persona estresada, aunque no sólo daña el cuerpo y la mente, también afecta los sentimientos y maneras de actuar, a lo cual suele dársele poca importancia. Sin embargo, conviene reconocer estas señales de alarma para evitar que sigan aumentando.

Síntomas físicos, mentales, del comportamiento y emocionales

• Angustia.
• Ansiedad.

- Culpa.
- Depresión.
- Furia.
- Impaciencia.
- Inquietud.
- Irritabilidad.
- Nerviosismo.
- Pesadillas.
- Rabia contenida.
- Tensión muscular.
- Temor.
- Trastornos psicológicos.
- Tristeza.
- Vergüenza.
- Dolor de cuello.
- Bruxismo.
- Agotamiento constante.
- Dolor de cabeza frecuente.
- Digestión difícil.
- Gastritis.
- Acidez de estómago.
- Adelgazamiento.
- Diabetes.
- Hipertensión.
- Úlceras.

- Indigestión.
- Fatiga sexual.
- Amenorrea.
- Enfermedad de la prisa.
- Descenso del rendimiento físico o intelectual.
- Inapetencia a las tareas habituales.
- Dificultad para levantarse temprano.
- Imposibilidad para lograr el sueño rebosado.
- Adicción al café, tabaco y alcohol.
- Descenso en el deseo sexual.
- Dificultad para el orgasmo o la erección.
- Dejan de escuchar al interlocutor por estar pensando en sus problemas.
- Descargan la tensión a la menor provocación.
- Frotan las manos o dan golpes con los dedos o los pies impacientemente.
- Hablan en exceso y con voz aguda.
- Juegan nerviosamente con el bolígrafo.
- Reacción mayor al susto.
- Movimientos precipitados y torpes.
- Perdida del apetito o comer y beber en demasía.
- Risa nerviosa y reiterada.
- Sentarse al borde de la silla y de forma rígida.
- Tensión y dolor en la espalda y cuello.
- Tics y movimientos involuntarios.

Cómo diferenciar el estrés

El estrés puede presentarse en caso de trastornos de la ansiedad, los afectivos y los de la personalidad; sin embargo, algunos síntomas del estrés son provocados por otros trastornos.

- Tirotoxicosis: por la hiperactividad de la glándula tiroides se producen temblores, pulso acelerado, sudores, aumento de la actividad cerebral y palpitaciones.

- Trastornos mentales: la ansiedad es generada por tener pensamientos desordenados o las obsesiones.

- Trastornos raros: la segregación excesiva de hormonas como la adrenalina que provoca que los síntomas sean intermitentes.

- Excesivo uso de estimulantes: la toxicidad aumenta, al acumularse, produciendo temblores, insomnio, mareos, opresión en el pecho, cansancio y falta de aliento.

- Abstinencia de estimulantes: la reducción de golpe de sustancias como la cafeína o nicotina produce agitación, pulso acelerado, palpitaciones, sudores e insomnio.

- Abstinencia de drogas: la reducción de la heroína o morfina produce estados de ansiedad.

- Tensión premenstrual y menopausia: por los cambios hormonales se vuelve el cuerpo vulnerable al estrés.

Efectos del estrés en la salud

El estrés cuando sobrepasa ciertos límites (crónico) produce enfermedad, la cual aumenta el estrés, lo que también agrava la enfermedad. Afecta generalmente al sistema nervioso autónomo que controla los órganos internos del cuerpo favoreciendo la presencia de trastornos como el asma, eczema, migraña, alergias, artritis, arteriosclerosis, cáncer, diabetes, enfisema, hipoglucemia, síndromes neuromusculares, trastornos del estómago y de los intestinos, problemas del lenguaje, interferencia con la digestión, alteración de la química cerebral, aumento de la frecuencia cardiaca y la tensión arterial, afectación del funcionamiento metabólico, inmunosupresión, lo que, a su vez, aumenta la susceptibilidad a trastornos de tipo inmune y el cáncer, ocasionando además desequilibrios hormonales (suprarrenales, hipofisiarios, tiroideos, tímicos y otros) que también interfieren con la función inmune, inhibe la síntesis de proteínas y la función cardiaca.

El estrés afecta la capacidad mental, interviene con la destrucción de músculos, aumenta susceptibilidad a las enfermedades, daña las células nerviosas, lo cual conlleva al envejecimiento prematuro y acorta la vida.

En situaciones normales el cuerpo emplea alrededor del 90% de su energía en actividades metabólicas dirigidas a la producción, renovación y reparación de los tejidos (metabolismo anabólico); sin embargo, en situaciones de estrés este metabolismo cambia drásticamente dejando de producir, renovar y reparar los tejidos para enviar cantidades masivas de energía hacia los músculos (metabolismo catabólico), pero también el mismo cuerpo comienza a descomponer los tejidos en busca de la energía que tan urgentemente necesita.

De la relación del estrés y los trastornos de la digestión los más serios son las úlceras pépticas, la anorexia nervosa, colitis ulcerosa y enteritis local, las primeras están producidas por un exceso de jugos gástricos o por una sensibilidad excesiva en la zona de la pared digestiva, lo que a su vez causa dolor, náuseas y estrés.

Respecto a la tensión arterial es una alteración que se agrava por estrés y aun cuando no existan signos apreciables, la hipertensión puede llegar a dañar los riñones y llevar a un ataque de apoplejía.

El estrés también esta relacionado con las principales causas de muerte tales como el cáncer, enfermedades cardiacas, enfermedades pulmonares, cirrosis del hígado, accidentes y suicidio, aun a pesar de lo anterior al estrés no se le considera como una enfermedad sino como un síntoma.

Nivel de estrés

Cierto nivel de estrés es parte normal de la vida diaria; sin embargo, los efectos físicos y psíquicos no sólo dependen de la magnitud de éste, sino también de la defensa del organismo y la capacidad individual para enfrentar las situaciones que generen estrés.

• Probar el índice de estrés al que ha estado sometido el cuerpo: contestar las siguientes preguntas con SÍ o NO, basándose en las vivencias de los últimos seis meses.

1. ¿En su trabajo o casa hay alguien que le desagrada o con quien no se lleva bien? (6 puntos)
2. ¿Ha muerto un amigo(a) cercano(a)? (8 puntos)
3. ¿Ha cambiado de empleo? (8 puntos)
4. ¿Ha estado hospitalizado(a)? (11 puntos)
5. ¿Ha experimentado problemas con su vida sexual? (8 puntos)
6. ¿Ha muerto su esposo(a) o compañero(a)? (20 puntos)
7. ¿Ha muerto un familiar cercano? (13 puntos)
8. ¿Ha sido multado con una infracción por infringir algún reglamento? (2 puntos)
9. ¿Ha tenido problemas con su familia política que le hayan causado tensión? (6 puntos)
10. ¿Ha tenido un éxito en los negocios o el trabajo? (6 puntos)
11. ¿Ha viajado en avión a lugares lejanos y con cambio de horario? (6 puntos)
12. ¿Han ocurrido cambios radicales en la salud de un familiar cercano, sea para bien o mal? (9 puntos)
13. ¿Se ha casado o reconciliado con su pareja tras una separación? (10 puntos)

14. ¿Se ha casado o tenido un hijo alguien de su familia cer-cana? (8 puntos)

15. ¿Se ha divorciado o separado de su pareja o familia? (15 puntos)

16. ¿Se ha enterado de que pronto será madre o padre? (8 puntos)

17. ¿Se ha jubilado o perdido el empleo? (9 puntos)

18. ¿Se ha mudado de casa o llevado a cabo una remodelación? (5 puntos)

19. ¿Se ha producido un cambio en su situación económica, sea para bien o para mal? (8 puntos)

20. ¿Su hijo(a) ha dejado el hogar? (6 puntos)

21. ¿Su trabajo requiere turnos rotativos que le obliguen a alterar sus horas de sueño? (6 puntos)

22. ¿Sufre constantemente de síndrome premenstrual? (6 puntos)

23. ¿Tiene problemas con su trabajo y por lo cual lo puede perder? (5 puntos)

24. ¿Tiene una deuda económica importante? (3 puntos)

De las respuestas con SÍ, sumar los puntos. Mientras más alta es la puntuación, mayor es la cantidad de estrés al que ha estado someti-do el cuerpo; menos de 30 puntos demuestran que no existen riesgos por estrés; una puntuación de 30 a 59 puntos indica riesgos de salud y la puntuación de 60 o más puntos señala que el cuerpo ha estado expuesto a una gran cantidad de estrés y por ende la salud se verá seriamente afectada.

• Probar el grado de estrés al que ha estado sometido el cuerpo: recordar las reacciones de los últimos seis meses, contestar con un número del 1 al 5, según la intensidad subjetiva en la columna "Pasado", después en la columna "Futuro" marcar el grado de estrés posible para los siguientes seis meses.

Reacción	Pasado	Futuro
1. Depresión:	1 2 3 4 5	1 2 3 4 5
2. Frustración:	1 2 3 4 5	1 2 3 4 5
3. Sentimiento de culpa:	1 2 3 4 5	1 2 3 4 5
4. Ansiedad o angustia:	1 2 3 4 5	1 2 3 4 5
5. Desesperación:	1 2 3 4 5	1 2 3 4 5
6. Agobio:	1 2 3 4 5	1 2 3 4 5
7. Cohibición:	1 2 3 4 5	1 2 3 4 5
8. Enfado o ira:	1 2 3 4 5	1 2 3 4 5
9. Inquietud:	1 2 3 4 5	1 2 3 4 5
10. Impotencia:	1 2 3 4 5	1 2 3 4 5

Sumar las puntuaciones parciales y luego los totales, una puntuación mayor a 30 puntos indica una crisis latente; una puntuación de más de 53 puntos indica que se requiere un programa intensivo para combatir el estrés.

	Casi siempre	A menudo	A veces	Rara vez	Nunca
1. Mi estado de salud general es bueno:	1	2	3	4	5
2. Lo que gano me alcanza para vivir bien:	1	2	3	4	5
3. Mi peso corporal corresponde a mi talla:	1	2	3	4	5
4. Doy y recibo afecto con regularidad:	1	2	3	4	5
5. Tomo hasta 5 bebidas alcohólicas a la semana:	1	2	3	4	5
6. Tomo menos de 3 cafés, chocolates o refrescos de cola al día	1	2	3	4	5
7. Sé organizar bien mis actividades:	1	2	3	4	5
8. Fumo hasta 10 cigarros al día:	1	2	3	4	5
9. Expreso mis emociones cuando me enojo:	1	2	3	4	5
10. Participo en actividades sociales:	1	2	3	4	5
11. Tengo al menos un amigo(a) con quien puedo hablar mis asuntos íntimos:	1	2	3	4	5
12. Hago al menos una buena comida al día:	1	2	3	4	5

	Casi siempre	A menudo	A veces	Rara vez	Nunca
13. Tengo a alguien de confianza con quien acudir no muy lejos de casa (80 km)	1	2	3	4	5
14. Hago algo divertido al menos una vez por semana:	1	2	3	4	5
15. Tengo muchos amigos y conocidos:	1	2	3	4	5
16. Mis creencias religiosas me dan ánimo:	1	2	3	4	5
17. Discuto sobre problemas domésticos y económicos con otros miembros de la familia:	1	2	3	4	5
18. Realizo ejercicio físico vigoroso, a lo menos, dos veces por semana:	1	2	3	4	5
19. Durante el día paso un tiempo a solas:	1	2	3	4	5
20. Duermo de 7 a 8 horas al día, por lo menos 4 noches a la semana:	1	2	3	4	5

• Probar el grado de estrés que soporta el cuerpo: recordar las reacciones de la vida personal, contestar según la frecuencia con que se aplique el caso.

Sumar la puntuación total: una puntuación menor a 45 puntos indica una alta resistencia al estrés y un tren de vida saludable; una puntuación entre 45 y 55 puntos indica que podría ser una víctima de los efectos del estrés y que por lo tanto es necesario modificar ciertos aspectos de la vida diaria y una puntuación mayor de 55 puntos implica que el estrés puede ocasionar estragos (enfermedades) en cualquier momento.

Cómo superar el estrés

Cualquier cambio puede ser el origen del estrés, por la necesidad de adaptación del cuerpo, y como el estrés está atado a las percepciones y el particular modo de interpretar las situaciones de la vida cotidiana, no existe una estrategia efectiva para superarlo para todas las personas; sin embargo, se puede atacar desde dos puntos, los que se enfocan sobre la emoción y los que se enfocan sobre el problema, es decir, identificar los elementos que lo desencadenan, para después adoptar ciertos hábitos y costumbres adecuadas con la finalidad de favorecer la capacidad de la persona para manejar el estrés en el futuro. Es por ello que es importante que tanto niños como adultos aprendan habilidades efectivas de sobrevivencia cuando enfrenten eventos y estímulos estresantes.

- Aprender a decir NO para evitar crearse más obligaciones de las necesarias.
- Aprender a no guardar los sentimientos como la frustración.

- Aprender a respirar correctamente para relajarse ante cualquier amenaza.
- Aprender a tomarse un tiempo y descanso para cada cosa.
- Aprender a usar las cosas y amar más a la gente, en lugar de usar a la gente y amar a las cosas.
- Aumentar la tolerancia a los peligros que le rodean.
- Compartir el humor y sonreír siempre. La risa habitualmente rompe con la tensión.
- Conocer aquello a lo que se enfrenta, las exigencias y las consecuencias de las mismas.
- Controlar el tiempo frente al monitor de la computadora o la televisión.
- Conviene prepararse para cada situación esperando lo que traiga consigo.
- Creer en el valor y la importancia de la labor que se desempeña.
- Darle la bienvenida a los cambios, sean positivos o negativos.
- Dedicar diariamente un tiempo para las propias aficiones como la lectura, la costura, el escuchar música, el mirar una pecera o los paseos al aire libre.
- Desconfiar de cualquier religión que incite a sus adeptos a aislarse de la vida normal y de su familia.
- Detenerse y reflexionar acerca de qué es lo que realmente importa.

- Evitar las excesivas responsabilidades.
- Evitar mirar televisión a la hora de los alimentos o comer aprisa.
- Evitar preocuparse demasiado por la comida.
- Evitar la soledad.
- Evitar la autocompasión.
- Evitar las soluciones de sobrevivencia como el alcohol, el tabaco, el café y las drogas, pues agravan el estrés por la adicción que generan.
- Nunca exigirse demasiado, ni plantearse objetivos inalcanzables.
- No hacer más de una cosa a la vez y no empezar ninguna nueva hasta terminar la anterior.
- No ver los problemas o desastres como "el fin del mundo" o como algo que no tiene remedio.
- Poseer lazos de apoyo con la familia, compañeros o amigos.
- Poseer un sentido fuerte de compromiso, dedicación y dirección de la vida propia.
- Practicar deportes para lograr descargar la tensión de los músculos y olvidar los problemas.
- Practicar el optimismo con pensamientos positivos.
- Practicar técnicas de relajación y masaje.
- Programar las actividades diarias sin agobios.
- Tener en consideración que nada es definitivo, ni irremplazable.

- Valorar las propias aptitudes y el tipo de vida a la hora de seleccionar las actividades a realizar.
- Vigilar la dieta, en especial la ingestión de azúcar.

Superar una situación de estrés permite incrementar la efectividad y por lo tanto aspirar a objetivos cada vez más grandes.

En la mayoría de los casos se curan los síntomas, pero cuando la causa no puede erradicarse, da pie a que se agrave el problema, como el constante dolor de cabeza o la pérdida del apetito, aunque puede llegar hasta un infarto de miocardio. La ausencia de síntomas del estrés no quiere decir que se ha eliminado éste, por lo cual puede continuar su labor destructiva sobre los órganos.

Tratamiento del estrés

Cuando más pronto surjan los síntomas y más temprano se inicie el tratamiento mejor es el pronóstico. El tratamiento terapéutico consiste en favorecer la recuperación normal que se bloqueo con el aumento del estrés, así entonces, éste debe ser breve y sencillo y de recuperación acelerada para favorecer la pronta reincorporación al desempeño social y económico. El tratamiento de las alteraciones producidas por el estrés se limita a veces a aliviar el síntoma físico en concreto.

Asesoramiento psicológico

Especialmente psicoterapia, aunque raramente profunda en caso de respuesta aislada al estrés o por trastornos de ajuste. En la psicoterapia de apoyo se marca con insistencia el aquí y ahora, así como el reforzamiento de las defensas existentes. En caso de síndromes de estrés se aplica catarsis y psicoterapia dinámica orientada hacia la aceptación del acontecimiento. El mayor beneficio del asesoramiento psicológico proviene de la relación que se desarrolle entre el paciente y el médico.

Psicoanálisis

A través de la terapia se trata de llegar a las razones profundas de la reacción propia ante los factores estresantes, así se logra identificar si son aspectos de la personalidad los que se deben cambiar o algún aspecto de la vida que se deba aceptar.

Hipnosis

Es un método eficaz para conducir a un estado de relajación profunda, de la mente y los músculos. Este trance se induce distrayendo la mente con un sonido o un movimiento monótono, o mediante una imagen. Los terapeutas inducen un estado más profundo, durante el trance, para inducir a develar ciertos aspectos del subconsciente, tales como algunas emociones que puedan estar detrás de problemas actuales. La hipnosis puede realizarla un terapeuta; sin embargo, para relajarse es recomendable un ejercicio previamente grabado.

Terapia cognoscitiva

Se basa en que la forma de pensar está distorsionada acerca del factor estresante, por las razones que sean, por lo cual la terapia ayuda a identificar pensamientos distorsionados y a establecer pensamientos más lógicos para aplicarlos a la vida cotidiana, a la vez que anima a considerar las causas del estrés de forma objetiva para ver que la reacción ante una situación concreta pudo ser ilógica e inadecuada.

Terapia cognoscitiva-conductual

A través de técnicas de reducción del estrés, lo cual incluyo disminución de síntomas o el reconocimiento y alejamiento temprano del factor causante de éste antes de que aparezcan los síntomas en su totalidad. Para ello es favorable mantener un diario de registro sobre los factores que lo precipitan, las respuestas y cómo se alivian. Se incluyen también las técnicas de relajación y el ejercicio para reducir la reacción a factores que estimulan el estrés.

Terapia de grupo

La interacción con otras personas, con problemas similares, puede aportar nuevos puntos de vista sobre el propio problema y advertir sobre la propia reacción ante el estrés.

Tratamiento médico

La administración de fármacos para el estrés es cada vez menor; sin embargo, en casos especiales deben administrarse.

- Sedantes: en caso de estrés con depresión previa a la ansiedad y en estrés por pánico, su uso debe ser razonable por tiempo limitado y como parte de un plan terapéutico total.

- Antidepresivos: en el caso de estrés postraumático para mejorar la depresión, los trastornos del sueño y las respuestas de sobresalto, jamás producen dependencia, ni síntomas de abstinencia.

- Bloqueadores beta: ayudan a disminuir la ansiedad, pero no eliminan el origen de la agitación ni el miedo. Los medicamentos contra convulsiones se utilizan para suavizar los síntomas en pacientes con adicciones.

- Benzodiazepinas: se usan para reducir la ansiedad y los ataques de pánico, ya que adormecen la respuesta ante problemas graves, son útiles para controlar una crisis, durante una o dos semanas. El inconveniente es que afectan la memoria, producen somnolencia, dependencia, producen reacción en las personas con trastornos respiratorios y reducen la capacidad de aprender nuevas habilidades.

- Buspirona: tarda en actuar sobre los síntomas de ansiedad. Poseen menor riego de dependencia.

Tratamiento social

Se incluyen cambios necesarios dentro del contexto del desempeño, por ejemplo: un cambio o la reubicación en el trabajo.

El tratamiento que se inicia tardíamente, cuando los síntomas se han manifestado, debe incluir programas de cese a adicciones al alcohol o medicamentos, psicoterapia de grupo y sistemas de apoyo social.

Tratamiento alternativo

La medicina alternativa ofrece muchas estrategias benéficas para reducir el estrés y sus efectos, que incluyen la práctica del ejercicio, la relajación, la biorretroalimentación, la meditación, la representación guiada de imágenes, el Tai chi chuan, la capacidad autogénica, la acupuntura, la consejería, la participación en grupos sociales y de apoyo, el yoga, la respiración profunda, la dieta, los programas nutricionales, y algunos cambios del estilo de vida, proporcionan un estado de conciencia relajada.

Insomnio

Pasar una mala noche puede interferir en la vida cotidiana, pero cuando las noches en vela se prolongan, dormir se convierte en un suplicio, a este síntoma se le llama *insomnio* y se refiere a la dificultad para permanecer dormido, iniciar el sueño o la presencia de patrones trastornadores del sueño que resultan en un descanso insuficiente.

Algunas personas necesitan de 6 a 7 horas de sueño, los bebes y algunos adolescentes duermen hasta 18 horas, mientras que la mayoría de la gente necesita de 8 a 10 horas de reposo y aunque los ancianos necesitan sólo de 4 a 5 horas de sueño no por ello son insomnes, por lo que definir el insomnio, en función de las horas de sueño, resulta difícil.

Los trastornos del sueño son tan antiguos como la humanidad misma y el insomnio es el trastorno del sueño más común en la población, se le ha estudiado desde hace tiempo aunque históricamente siempre ha habido muchas dificultades para estudiarlo, hasta el año de 1953 se descubrió que el sueño esta compuesto de dos fases: la REM (siglas en inglés para movimiento ocular rápido) también conocido como el periodo de los sueños, porque la mayoría de éstos ocurren durante este estado y la NREM (sueño sin movimiento ocular rápido). Cuatro etapas del reposo ocurren durante la NREM, que se inician cuando la persona que está durmiendo pasa del estado de vigilia relajada (etapa I), después a una etapa inicial de sueño ligero (etapa II), a grados cada vez más profundos de sueño (etapa III y IV o sueño delta). La mayor parte de la etapa IV ocurre durante las primeras horas del sueño. Usualmente cada periodo de este NREM va seguido de un periodo de sueño REM.

La calidad y cantidad de sueño varía de una persona a otra, pero la duración y las características de éste son el resultado de factores intrínsecos del organismo (edad, patrones de sueño, estado fisiológico), conductuales (maneras de actuar que lo dificultan o facilitan) y ambientales (temperatura, ruidos, etcétera).

La torturante imposibilidad de dormir afecta a los seres humanos de todas las edades o condiciones y casi el 30% de los adultos, al menos una vez al año, sufren de insomnio, transformándose así en un síntoma de una epidemia por su alta prevalencia en la población en general, la cual pasa la noche en vela y el día siguiente entre bostezo y bostezo. Los niños de entre 6 meses a 5 años de edad presentan alteraciones del sueño, el insomnio afecta más a las mujeres que a los hombres con edades comprendidas entre los 20 y los 40 años de edad, aunque tampoco existen diferencias muy significativas por sexo. El sueño insatisfactorio es superior en los hombres de 35 a 44 años que en los más jóvenes; con la edad, para ambos sexos, la interrupción del sueño aumenta significativamente y el sueño no reparador disminuye; sin embargo, el insomnio es más común después de los 65 años de edad presentando dificultad para conciliar y mantener el sueño.

Los jóvenes no tienen insomnio, sino un tipo distinto de mal dormir, que son las alteraciones de fase del ritmo circadiano, con lo cual retrasan el momento de acostarse, y por lo tanto, el de levantarse.

Muy a menudo el insomnio pasa inadvertido, debido a que es un problema transitorio, pero cuando una persona no puede conciliar el sueño y esta situación se repite noche tras noche, durante más de un mes, hasta entonces se considera que sufre insomnio crónico, este tipo de insomnio es realmente grave y tiene evidentes repercusiones durante el día.

Se considera que el insomnio siempre es síntoma de algo y existen varios tipos de insomnio:

- Insomnio de inicio del sueño: lo experimentan las personas a las que les toma horas quedarse dormidas, pero que duermen relativamente bien durante el resto de la noche.

- Insomnio de mantenimiento del sueño: lo experimentan aquellas personas que se despiertan varias veces durante la noche y tienen dificultad para volver a quedarse dormidas.

- Insomnio del despertar temprano: lo experimentan las personas que se despiertan demasiado temprano por la mañana.

Clases de insomnio

El insomnio primario, que es de causas desconocidas; el insomnio de etiología orgánica, se debe a padecimientos como artritis, cáncer, Alzheimer, enfermedad de Parkinson, etc. El insomnio de rebote, se debe al uso prolongado de medicamentos para dormir; el insomnio psicológico, debido a la acumulación de ansiedad durante el día, y el insomnio psicofisiológico, se debe a la asociación de la tensión somatizada con hábitos de sueño erróneos. El insomnio puede ser periódico y temporal cuando es causado por estrés, o bien ser persistente por un trastorno del sueño crónico.

Síntomas del insomnio

- Mente hiperactiva.
- Dificultad para iniciar o mantener el sueño.
- Nerviosismo.
- Desasosiego.
- Pesadillas.
- Sueño impredecible e incontrolable.
- Pérdida de la concentración y la memoria.
- Disminución del estado de alerta.
- Cansancio diurno.
- Irritabilidad.
- Ansiedad.
- Depresión.
- Neurosis.

- Disminución del rendimiento laboral e intelectual.
- Cambios de humor con comportamiento histérico.
- Temor a la hora de acostarse.
- La alteración se presenta por lo menos tres veces por semana durante al menos un mes.

Factores de insomnio

Las experiencias que influyen sobre los trastornos del sueño son:

- Falta de higiene del sueño.
- Altas temperaturas.
- Ruidos.
- Luz excesiva.
- Leer en la cama.
- Mirar programas de televisión con algún grado de violencia en la cama.
- Jugar con la computadora antes de ir a dormir.
- Juegos bruscos o sobreestimulantes antes de ir a la cama.
- Ansiedad de separación en niños.
- Intento del niño por controlar su entorno.
- Dificultad en la relación entre niño-padres.
- Dormir con los padres, en el caso de los niños.
- Separación o ausencia de la madre (laboral, viaje, etcétera), motiva inquietud en el caso de los niños.
- Miedo o ansiedad por la presencia nocturna de ruidos.

- Interrupciones del sueño debidas al envejecimiento normal.
- Siestas prolongadas por la tarde.
- Preocupaciones.
- Depresión.
- Incomodidad.
- Nerviosismo.
- Tensión en el hogar.
- Vivencias muy estresantes durante el día.
- Enfermedad o accidente.
- Abuso de drogas, alcohol o sedantes.
- Ingestión de bebidas que contienen cafeína durante la noche.
- Cigarrillo.
- Medicamentos prescritos y no prescritos.
- Menor necesidad de dormir.

Factores que influyen sobre el insomnio

La forma de vida actual, con sus prisas, su ritmo y sus exigencias, hace que cada vez sea mayor el número de personas que sufren insomnio y trastornos del sueño; sin embargo, debido a que existen varios factores que influyen sobre el sueño, éstos pueden concurrir en un mismo sujeto. Es un síntoma común entre las personas muy ansiosas o con tendencias depresivas, con problemas económicos, con episodios de estrés recientes, con trastornos mentales como la depresión mayor, las enfermedades orgánicas, los desórdenes psiquiátricos y la higiene del sueño deficiente. Entre las amas de casa y los hombres sin empleo se encuentra una proporción elevada de sueño insatisfactorio (10.5 y 13.9%); el insomnio con sueño insatisfactorio es más frecuente en mujeres separadas o divorciadas (14.6%) y las viudas (13.1%), entre las casadas (8%), las solteras (6.9%), los que trabajan de noche tienen mayores probabilidades de padecer insomnio con insatisfacción del sueño (16.4%), los que trabajan de día (7%).

Algunos fármacos se asocian a efectos colaterales de insomnio, tales como la Clomipramina, Trazodona, Sistema transdérmico, Mazicon, Atovacuona, Paroxetina, Fluoxetina, Butorfanol, Ketorolaco, los tiroideos, los anticonceptivos orales y los nuevos betabloqueadores. El uso de medicamentos para conciliar el sueño pierden su eficacia, después de unas semanas de uso continuo, incluso los hipnóticos de venta libre para tratar el insomnio logran alterar los patrones de las ondas cerebrales del sueño y evitan un ciclo normal de etapas de éste; el 50% de las personas que toman estos fármacos para dormir comprueban que su insomnio empeora.

En el caso de los ancianos, el insomnio es frecuente debido a que normalmente los parámetros del sueño cambian al envejecer, aunque también suele darse por el consumo alto de medicamentos, tabaquismo y la nula práctica de ejercicio.

El insomnio crónico se relaciona más estrechamente con trastornos de origen psicológico, como la depresión, neurosis y ansiedad; que con hábitos de vida o indicadores de salud, como la ingesta de medicamentos. Y puede anunciar o causar (confirmar) un disturbio mental, aunque también está asociado a una mayor probabilidad de desarrollar profundos desórdenes del estado de ánimo.

La mayoría de las enfermedades crónicas con tendencia a empeorar causan insomnio, tales como la insuficiencia cardiaca, el prostatismo, además el cáncer, la farmacodependencia, el asma, los traumatismos craneales, las jaquecas, la migraña, la epilepsia, el reflujo gastroesofágico, alguna enfermedad reumática, el mal de Parkinson y casi la mayoría de las enfermedades neurológicas. Pero también el insomnio puede ser consecuencia de otros padecimientos que interfieren con el proceso del sueño tales como los problemas gástricos o vesicales, así como el síndrome del movimiento periódico de las piernas que es desencadenado por algún trastorno reumático o del sistema nervioso.

El desarrollo del insomnio también tiene que ver con las reacciones de la persona afectada en relación con su propia incapacidad para poder dormir, como la preocupación por el cansancio que se sentirá al día siguiente, el enfado por no ser capaz de dormir o la percepción de una situación no controlable. Sólo cuando los inconvenientes para dormir son crónicos, tienen efectos perjudiciales para la salud y para la realización de las actividades cotidianas.

Las personas con insomnio son sujetos normales, sin problemas psicológicos, ni psiquiátricos, confluye su forma de ser, lo que constata que exista un posible factor genético importante, con sus hábitos de vida; tiene patrones de personalidad similares, son

inquietos, emprendedores, con ganas de hacer cosas y son excesivamente cumplidores.

Debido a las alteraciones hormonales aparecen asociaciones del
insomnio al ciclo menstrual, es lo que se llama síndrome disfórico
premenstrual, lo cual condiciona la aparición de ansiedad y a su vez
aumenta el insomnio.

Otros factores que estimulan el insomnio son la práctica de ejercicio rudo, antes de ir a dormir sobreexcita al sistema nervioso y
muscular, impidiendo que el cuerpo se pueda relajar con facilidad.
Así como la ingesta de alcohol es contraproducente para las personas, pues el organismo lo metaboliza y convierte en aldehídos que
hacen que el sueño sea inestable y peor aún el alcohol aminora el
tiempo de reposo, que incluye el sueño REM y el NREM, los cuales
son de gran importancia para el procesamiento y consolidación de la
memoria; las deficiencias de vitaminas del complejo B, calcio, cobre,
zinc, hierro y magnesio también están asociadas a los problemas del
sueño.

Algunas personas utilizan los fines de semana para dormir o
permanecer más tiempo en la cama, casi hasta el mediodía, el resultado es una alteración de los ritmos biológicos y lógicamente del
aplazamiento de la hora del sueño.

Los elementos que interfieren con el campo electromagnético
del organismo, crean campos electromagnéticos propios que alteran
el sueño, tales como los calentadores eléctricos, las camas de aire
que se calientan con electricidad, los relojes eléctricos cerca de la

cama, las frecuencias de corriente eléctrica doméstica, los generadores y las líneas de alta tensión. Dormir arriba o cerca de áreas con estrés geopático (áreas de radiación dañina de la tierra) afectan gravemente los hábitos de sueño en personas sensibles.

Existen ciertos alimentos que producen insomnio, como los que tienen un alto contenido de colesterol, la manteca, así como las frituras, provocan que el hígado se bloquee causando insomnio entre la 1 y 3 a.m. La sal y la carne roja en exceso contribuyen a endurecer los vasos sanguíneos y las funciones del colon. La cafeína interfiere en la calidad y cantidad de sueño por la noche, el cigarro perturba el adormecimiento e impide el sueño descansado debido, principalmente a la excitación del sistema nervioso central y los jugos gástricos que segrega el sistema digestivo para llevar a cabo la digestión.

Cuando el sistema digestivo está estresado y es incapaz de digerir las proteínas, entonces los aminoácidos que afectan la neurotransmisión no estarán disponibles para el cerebro y la persona puede resultar afectada emocionalmente sin que exista una situación emocionalmente estresante en su vida.

La intolerancia a alimentos como los productos lácteos, el trigo, el maíz y el chocolate, ocasionan liberación de histamina (una sustancia que produce el cuerpo durante una reacción alérgica) en el cerebro, sustituyendo a los neurotransmisores, pero como la histamina no funciona como éstos crea una disfunción en las vías bioquímicas del cerebro (que son responsables del pensamiento, el estado de ánimo y la conducta) ocasionando perturbación del sueño e insomnio, entre otros síntomas, todo lo cual explica por que la persona en ocasiones no reacciona al tratamiento psicológico o farmacéutico.

El fumar registra una disminución de la etapa profunda del sueño, causa la congestión de las vías respiratorias e inflamación en las mucosas lo que impide el correcto flujo de aire causando, a su vez, problemas similares a los de la apnea del sueño.

El llamado Jet lag es propio de las personas que viajan con frecuencia a países con cambio brusco de horario, lo cual causa fatiga, somnolencia y alteración del ritmo circadiano. El síndrome del bebedor y comedor nocturno en el cual la persona se despierta por la noche y son incapaces de volver a dormirse si no comen o beben algo.

La falta de actividad social o física, provoca que las personas repriman algunos sentimientos como apatía, frustración sexual y falta de relaciones interpersonales entre otras, provocando ansiedad que a su vez induce el insomnio; otros factores determinantes son: las preocupaciones constantes, el maltrato físico, verbal y psicológico, por parte de la pareja o compañero, hijo(a), el entorno laboral, el desempleo y el presupuesto familiar, donde las personas tienen que reprimirse, lo que lógicamente genera mucha tensión nerviosa y estrés.

Los niveles elevados de cortisona, durante la noche, se asocian a los trastornos del sueño, esta hormona es secretada por las glándulas suprarrenales por la mañana, o durante los periodos de vigilia y actividad.

Efectos del insomnio en la salud

El sueño es un proceso restaurador del organismo y el cerebro, sirve de renovador fisiológico y psicológico, conserva las energías, protege al sistema inmune, y es un antioxidante que actúa removiendo los radicales libres evitando así el daño a las células, es por ello que forma parte esencial en el ciclo humano cotidiano y un factor determinante en el estado de la salud de la persona. Sin embargo, cuando no se duerme lo necesario o mal, la mente y el sistema inmunológico se afectan y aun cuando continúa el funcionamiento, cada vez le cuesta más trabajo al cuerpo; así, las personas que sufren insomnio tienen grandes dificultades para conciliar el sueño, sufren constantes despertares nocturnos y sienten aprehensión al momento de acostarse, aversión a la cama y al día siguiente presentan malestar general, la cabeza la sienten pesada, experimentan tensión, somnolencia diurna, mal humor, fatiga, palidez y ocasionalmente dolores en las extremidades, todo lo cual influye en que las personas tengan falta de reflejos, dificultad para concentrarse y recordar las cosas, tienden a estar nerviosas, irritables, decaídas y fácilmente emocionables, no pueden disfrutar de un día pleno, alerta y productivo, simplemente porque la noche anterior no pudieron dormir.

La falta crónica de sueño acelera el envejecimiento del cerebro, este problema se traduce en baja productividad, problemas cognoscitivos, riesgo de enfermedades, incremento en la posibilidad de accidentes, irritabilidad, disminución de la calidad de vida y muerte prematura.

El insomnio también es el mayor de los peligros no sólo para la persona insomne sino para todos aquellos que le rodean, debido a que la falta de sueño es la causa de que al menos 200,000 a 400,000 accidentes de tráfico se lleven a cabo, es la razón del ausentismo laboral y pérdida anual de muchos millones de dólares en productividad en el mundo entero, demostrando que la necesidad biológica del sueño es incuestionable.

Nivel de insomnio

Para tener una idea precisa del tiempo que se pasa en la cama sin dormir realice el siguiente cálculo.

- Cálculo del índice de eficiencia del sueño: Dividir la cantidad total estimada de tiempo que pasa en la cama, desde el momento en que apaga la luz hasta que se levanta a la mañana siguiente.

Si el lapso total de sueño es de sólo 6 horas y el tiempo total que pasa en la cama es de 8 horas, el índice de eficiencia del sueño es de sólo 75%, por lo cual debe iniciarse una terapia de restricción del sueño, como el acostarse más tarde y/o despertarse más temprano, en la mañana, hasta alcanzar un ciclo total en la cama que no sea mayor en tiempo total de sueño. Un índice normal de eficiencia es usualmente de 85% o más, aunque de preferencia es de cerca del 90%.

Cómo superar el insomnio

En ocasiones será necesario encontrar soluciones para que la persona repose mejor y no sólo para que duerma más.

- Mantener un horario de inicio del sueño, que debe ser cumplido irreversiblemente, permitiéndos pocas modificaciones.
- Establecer hábitos diarios para todas las actividades, trabajo, comidas, ejercicio, ocio y relajación.
- Ir a la cama solamente cuando exista sueño.
- En el caso de los niños impedir que duerma en la cama con los padres.
- Evitar los programas de televisión que presenten algún grado de violencia.
- Procurar tomar un baño nocturno.
- Mantener cerca de la cama una luz tenue.
- Mantener un momento previo de conversación tranquila antes de iniciar el sueño.
- Leer un artículo sencillo antes de ir a dormir.
- Evitar hablar por teléfono en la cama.
- No permanecer en la cama despierto por tiempo prolongado
- Mantener una temperatura de 20 grados ayuda a conciliar el sueño.
- El colchón y la almohada deben ser confortables.
- Utilizar el dormitorio sólo para dormir y tener sexo.

- Interrumpir el estrés durante el día, con pequeñas pausas de cinco minutos para poder respirar profundamente, meditar o realizar un corto ejercicio de relajación.
- Dedicar un tiempo para sí mismo.
- Mejorar la actitud ante la vida.
- Practicar ejercicio regularmente, de preferencia por la mañana o a media tarde, con intensidad moderada para gastar el exceso de energía acumulada.
- Tomar un complemento que incluya el complejo B, calcio, cobre, zinc, hierro y magnesio.
- Aflojar todo el cuerpo, estirarse lo más que se pueda, rotar el cuerpo hacia un lado y otro, cerrar los ojos y respirar profundamente.
- Antes de dormir, tomar un baño.
- Nunca dormir más los días que no debe ir a trabajar.
- No utilizar la hora de acostarse para pensar en los problemas.
- Si se siente tensión utilizar técnicas de relajación, respiración profunda, yoga o masajes para relajarse.
- Tratar de establecer cuántas horas de sueño necesita usted.
- Evitar tomar alimentos abundantes o muy líquidos antes de ir a dormir.
- Eliminar las grasas, frituras y almidones.
- Tomar un vaso de leche tibia antes de ir a dormir.

- Nunca obsesionarse con quedarse dormidos inmediatamente.
- No tomar café, té, ni bebidas alcohólicas al finalizar la tarde.
- Eliminar o reducir el cigarro.
- Cambiar o eliminar los medicamentos prescritos.
- Evitar recurrir al alcohol como remedio del insomnio.
- Aumentar las actividades diarias.
- Acostarse más tarde.
- Determinar si existe hambre o necesidad de ir al baño antes de ir a dormir.
- Limitar o eliminar las siestas.
- Aumentar la exposición a la luz.
- Aceptar el envejecimiento normal del cuerpo.
- Escuchar música relajada antes de ir a dormir.
- Después de unos 20 minutos de no lograr dormir, no comenzar a dar vueltas en la cama.
- En caso de insomnio de rebote, evitar suspender el medicamento, sólo ir reduciendo la cantidad hasta eliminar su ingesta.
- No mirar el reloj durante el periodo de sueño, ya que preocuparse por lo tarde o por el tiempo que queda, antes de levantarse, contribuye sólo a aumentar la ansiedad.
- Para recuperar el vigor después de varias noches de insomnio, dormir a pierna suelta unas 12 horas.

- Alejar todos los aparatos eléctricos como el radio, despertador, televisor y computadoras al menos dos metros de la cama para evitar el estrés geopático y el insomnio.
- No usar cobertores eléctricos.
- Desconectar todos los aparatos ante de ir a dormir.
- La cabecera de la cama debe ser de madera sin partes metálicas.
- El colchón no debe tener resortes de metal.
- Las camas de agua deben evitarse.

Si lo anterior no funciona con el insomnio, es necesario consultar a un especialista en problemas de sueño.

Tratamiento del insomnio

El mejor tratamiento contra el insomnio consiste en descubrir las causas de éste y cambiar los hábitos que perjudican el sueño. Hay dos clases de tratamientos del insomnio que es posible combinar: psicológico (cognoscitivo-conductual) y farmacológico.

En situaciones de sufrimiento agudo por insomnio las medidas farmacológicas son apropiadas; sin embargo, cuando el insomnio es primario, la atención debe ser sólo psicológica.

Tratamiento psicológico

El insomnio es tratado por el psicólogo en el área cognoscitiva, área fisiológica y área conductual. En el área cognoscitiva se encuentran los pensamientos negativos que irrumpen al ir a dormir o al despertarse durante la noche y que no permiten conciliar el sueño, como: las preocupaciones, los temas pendientes, las fallas y los miedos; así, las técnicas utilizadas enseñan a parar estos pensamientos, a desmontar las creencias erróneas como: "no voy a poder conciliar el sueño" y a detectar y manejar la ansiedad que éstas producen, y que repercuten en que cada vez sea más y más difícil recuperar el ritmo del sueño

En el área fisiológica se encuentran las tensiones y la inquietud, que se traduce en dolor tensional, en distintas partes del cuerpo, en el transcurso del día y en vueltas y vueltas durante la noche, por lo cual para disminuir determinados dolores o molestias que impiden el sueño se utilizan técnicas sobre el entrenamiento en relajación, los métodos de meditación, la autohipnosis, el biofeedback (aparatos que registran las respuestas fisiológicas y la hacen visible o audible para que la persona aprenda a modificarla).

En el área conductual se encuentran determinados hábitos que interfieren a la hora de dormir, como son: no ventilar adecuadamente la habitación, la temperatura y sequedad del ambiente del dormitorio, irse a dormir después de cenar, tomar bebidas excitantes, hacer cenas abundantes, etcétera. En este aspecto se diseñan procesos a seguir específicamente para cada persona.

Así, las estrategias psicológicas deberán incluir la educación de las personas con respecto a la higiene del buen sueño:

- Ir a la cama sólo cuando se tiene sueño.

- Usar la cama y la habitación sólo para dormir y tener actividades sexuales.
- Si se permanece despierto después de 20 minutos, abandonar la habitación y regresar sólo cuando exista sueño.
- Levantarse a la misma hora, independiente mente de la cantidad de sueño que se haya tenido la noche anterior.
- Suspender el consumo de excitantes al atardecer (alcohol, café, tabaco y drogas).
- Establecer un ritmo diario de ejercicio.
- Limitar la ingestión de líquidos al atardecer.
- Aprender y practicar técnicas de relajación.

Tratamiento farmacológico

Principalmente se basa en la prescripción de:

- Hipnóticos: como el Loracepam, Temacepam y Zolpidem que son muy difíciles de ingerir en dosis excesivas, los dos últimos pueden causar episodios amnésicos cuando se usan continuamente.
- Benzodiazepinas: ocasionan efectos colaterales que incluyen tolerancia, dependencia, síntomas de abstinencia, efecto de resaca, alteración del proceso de la memoria, potencian los efectos del alcohol y causan el insomnio de rebote, ya que al suspender la dosis, el insomnio se empeora en comparación con los niveles previos al tratamiento. Estos fármacos

que inducen adicción no se administran en pacientes con problemas de farmacodependencia.

- **Fármacos de acción prolongada:** como el Flouracepam producen en los ancianos ataxia, caídas, cognición lenta y somnolencia.

- **Barbituricos:** seguro referente a cualquier sobre-dosificación y menores efectos.

- **Antihistamínicos:** como la diferenhidramina o la hidroxicina que no producen dependencia; sin embargo, sus efectos causan confusión o síntomas urinarios en personas de edad avanzada.

- **Melatonina:** un poderoso antioxidante que se administra entre las 10:00 p.m., y la media noche.

Para prescribir algún medicamento que induzca el sueño se debe considerar el tiempo de inicio de su efecto, metabolismo y causas secundarias, especialmente en el caso de los ancianos. La interrupción momentánea del sueño causada por estrés agudo es la primera indicación para el tratamiento con hipnóticos.

En el caso de los niños el pediatra sólo puede autorizar el uso de medicamentos tranquilizantes en casos contados.

Tratamiento alternativo

Los tratamientos varían, pero las curas efectivas incluyen simples cambios en la dieta, suplementos nutricionales, terapia hormonal, tratamiento conductual, terapia respiratoria al acostarse y nocturna, fitoterapia, homeopatía, entre muchos otros.

En el caso de que el insomnio persista debe referirse a un centro especializado en el estudio y tratamiento de las alteraciones del sueño.

Tratamientos contra los nervios, estrés e insomnio

Círculo mágico de salud mental

Aunque cada una de las cosas que involucran la vida propia son importantes, cuando una sola situación se sale de control forma una especie de bomba con seguro listo para explotar en cualquier momento; sin embargo, ése no es el problema sino que se acumula al lado de otras tantas porque todo es importante y hasta relevante sobre todo es inexistente el control necesario para cada situación o como se dice popularmente "hasta porque pasa la mosca se enoja (tensa-estresa)", así entonces mientras no existe un control, un valor y una salida del estrés y nervios, se acumulan en el interior del pensamiento y enferman el organismo, y terminan surgiendo como enfermedad o como una gran explosión que se combina con furia para aprovechar el detonante, porque simplemente no se soporta nada más, agravando las tensiones y el daño del organismo.

Así entonces, dado que es imposible eliminar todos los factores que estimulan la tensión nerviosa y el estrés en la vida diaria, es necesario trazar una meta de dominio que ayude a controlar los efectos tan dañinos de éstos, para así enriquecer el bienestar físico, mental y espiritual. Esto se logra a través de la formación de un círculo mágico de salud mental a partir de la observación de la raíz de las verdaderas causas de nervios y estrés, desde la familia, trabajo, amigos, conocidos y la misma personalidad, una vez contemplado lo anterior se toman tres fórmulas que incluyen: el cambio del pensamiento, del comportamiento y del estilo de vida.

- Cambio del pensamiento: esta técnica cambia la manera de contemplar las cosas dependiendo del punto de vista, con el fin de evitar tensiones y estimular la estabilidad física y mental, debido a que la forma de interpretar es la misma de sentirse; así entonces, cambiar por algo que agrade más, no cambia la realidad externa, pero sí ayuda a ver que todas las cosas no son como parecen y por ende existe menos tensión nerviosa. Si se intenta lo anterior es posible enfrentarse a situaciones estresantes; lo importante es evitar preocuparse con pensamientos de fracaso y desesperanza, es importante concentrarse en el lado positivo de la situación para realizar el cambio y equilibrar así las cosas.

- Cambio del comportamiento: la falta de firmeza es el resultado de una autoestima baja y una confianza escasa, lo cual obviamente agrava la tensión nerviosa, el estrés e incluso transformar situaciones benéficas en verdaderas crisis que aniquilan el resto de la autoestima y salud del organismo, es por ello que una vez que existe el cambio del pensamiento es posible ser firme, y ser así significa tomar el control para avanzar y realizar cada una de las necesidades propias, mientras se involucra con las de los demás, con el consiguiente aprovechamiento de cada oportunidad para poder expresarse, para no crear problemas donde no los hay; tan sólo cuando se calla o se dice "no" a las solicitudes de los demás es posible abrumarse porque no existe satisfacción personal; asimismo, es necesario aprender un estilo de comunicación más adecuado que permita una mayor flexibilidad de respuesta, en situaciones diferentes, pero además expresar los sentimientos negativos para evitar la proliferación de resentimientos y las relaciones frustrantes personales, así entonces al experimentar menos ansiedad y estar centrado en sí mismo y con menos necesidad de autoprotección y control es posible dominar la tensión nerviosa y el estrés. Dentro de este cambio también es necesaria la organización de las obligaciones y actividades para ayudar a no sobrecargar la mente con demasiada información ya que una mente sobresaturada permite olvidar información y causar con ello una mayor tensión nerviosa y estrés. Otro cambio es no guardar los problemas ya que cuando se guarda todo se carga con un peso innecesario, de esta manera compartir con los demás un problema es el primer paso para reducirlo a la mitad. Otra forma de realizar cambios en el comportamiento es registrar las emociones tanto para ayudar a organizarse como para expresar los problemas que surgen y ser capaz de expresar, entender y comprender cada uno de los sentimientos que acompañan a un día y para ayudar a combatir los nervios y el estré

Tabla de emociones

Día Lunes	Situación	Emoción	Nivel de estrés	Táctica de control
8:30 am	Camino al trabajo con tráfico pesado	Frustación	Moderado	Tomar una nueva ruta o salir con anticipación
9:10 am	Llegada tarde al trabajo	Preocupación	Moderadamente alto	Salir más temprano
11:00 am	Un cliente se queja por error mío	Enojo	Alto	Organizar y rectificar las actitudes

Día Martes	Situación	Emoción	Nivel de estrés	Táctica de control
7:45 am	Camino al trabajo sin tráfico	Calma	Nulo	Continuar saliendo con anticipación
8:45 am	Entrada al trabajo con puntualidad	Felicidad	Ligero	Recordar que hay tiempo para relajarse
10:00 am	Atendiendo un nuevo cliente muy importante	Nerviosismo	Moderadamente alto	Recordar las necesidades de la empresa

Continuar con el registro por el resto del día y tomar en cuenta las sugerencias de la columna de tácticas de control y aplicarlas al día siguiente como en la siguiente tabla.

De acuerdo a lo anterior esta tabla es muy útil ya que permite observar que es necesaria una organización de las labores y pendientes, un cambio del estilo de vida y actitud.

- Cambio del estilo de vida: ello incluye descubrir que con la estimulación de la misma naturaleza interna del cuerpo, a través de la relajación, o la meditación, en combinación con los mismos mecanismos de la naturaleza exterior, como: con el agua, el sol, el aire, el frío, las plantas, los frutos, los alimentos, la tierra, etcétera, se logra introducir un cambio en el estilo de vida que es capaz de beneficiar al sistema nervioso y al organismo permitiendo llevar una vida más sana, tranquila y natural.

De acuerdo a las tres fórmulas anteriores no debe ser igual el manejo de la tensión nerviosa y el estrés, a fin de evitar que la presión total afecte el estado de tranquilidad restante de la vida diaria, dando por resultado observar que la existencia está llena de conflictos y contradicciones, nada más normal, pues las propias necesidades rara vez concuerdan con las de los demás; sin embargo, el hombre que sobrevive a todos esos problemas y que los supera, convierte su vida en un círculo mágico de salud mental que le permite ser más completo, maduro y dueño de su propio destino.

Terapias de relajación

La tensión muscular y respiración están sujetas al control inconsciente del tronco cerebral, ambos procesos se intensifican por la presencia del estrés y el tronco cerebral, a su vez, recibe información de los pulmones y de los músculos, en un proceso vital llamado retroalimentación, así la tensión en la respiración o en los músculos causa agitación en el tronco cerebral, originando un círculo vicioso de estrés y nerviosismo que daña aún más el organismo.

La relajación consiste en dejar los músculos y nervios corporales en el máximo reposo posible, pero lo importante es que se puede controlar la tensión muscular y la respiración de forma consciente, lo que se puede lograr a través del aprendizaje de técnicas que sólo requieren un poco de práctica para tranquilizar el tronco cerebral, entre las que contamos: la meditación, la biorretroalimentación, el yoga, la representación guiada de imágenes, el qigong y la autohipnosis, los cuales son especialmente útiles en la reducción de la fatiga tanto de carácter muscular como nervioso, tales como el estrés, el nerviosismo y el insomnio debido a que utilizan la relajación y respiración controlada y profunda, así como la visualización para aumentar el proceso de relajación.

Lo importante de la relajación es aprender a que los músculos ni se contraigan ni hagan absolutamente nada, para lograr el reposo total, y asegurarse de que no exista ningún objeto que distraiga la atención; la ropa no debe estar demasiado ceñida al cuerpo, las piernas o brazos no deben cruzarse para evitar que, por la incomodidad, el organismo segregue adrenalina y estimule la presencia de nervios y estrés.

Ejercicios de relajación

- Respiración controlada: notar cómo inhala y exhala, colocar los dedos bajo la nariz para percibir cómo sale el aire, concentrarse en estabilizar la respiración, hasta que sea regular y lenta, colocar la mano bajo las costillas, al centro, respirar con el diafragma, así cada vez al inhalar se utiliza el abdomen para expulsar, a la vez que empuja la mano hacia arriba, continuar exhalando profundamente; en algún momento la mente pierde la concentración de la respiración, algo natural dentro del ejercicio, pero siempre puede retornarse hacia la concentración de la respiración. Continuar unos momentos más y terminar volviéndose sobre el costado y levantarse con cuidado para evitar mareos.

- Respiración profunda: buscar un lugar tranquilo, sentase o acostarse, cerrar los ojos, inhalar con profundidad por la nariz, exhalar el aire por la boca; respirar profundamente, siempre a partir del diafragma (respirar con él es la forma más eficaz de oxigenar la sangre y expulsar el dióxido de carbono); aflojar las mandíbulas, dejar la boca entreabierta, volver a tomar aire profundamente y dejar caer los hombros. Respirar hondamente una vez más y abrir las manos; inhalar profundamente, retener el aire mientras cuenta hasta cinco, volver a exhalar el aire por la boca. Repetir este último paso cinco veces, en dos sesiones diarias de diez minutos.

- Respiración relajada: por la noche, en la cama, acostarse boca arriba o de lado, cerrar los ojos, respirar profundamente, llenar los pulmones lo más posible, exhalar totalmente hundiendo el abdomen para expulsar la mayor cantidad de aire. Repetir tres veces más, al final de la tercera exhalación, sostener el aire el mayor tiempo posible, repetir otras tres veces o hasta que se sienta somnolencia.

Después de un tiempo de práctica de respiración profunda y controlada, incorporar un ejercicio de relación muscular progresiva.

- *Relajación muscular progresiva:* buscar un lugar tranquilo, sentarse con los pies sobre el suelo y descalzos, descansar los brazos a ambos lados, con las manos hacia arriba y los dedos relajados, cerrar los ojos, percibir la propia respiración, respirar profundamente unas cuantas veces, al exhalar mentalmente decir "Relájate". Concentrarse en la cara, percibir la tensión que invade hasta los ojos, formar una imagen mental de esta tensión como la de una cuerda hecha nudo, después imaginar que mentalmente se relaja y el nudo se deshace, éste adquiere el aspecto de una cuerda que cuelga suelta, percibir cómo los ojos y la cara se relajan, y una onda de relajación comienza a invadir el cuerpo. Tensionar los ojos y la cara, apretando fuertemente y después relajándolos, percibir cómo la onda de relajación invade de nuevo todo el cuerpo. Aplicar la técnica anterior en todo el cuerpo, iniciar desde la parte superior e ir descendiendo hacia abajo, los maxilares, el cuello, los hombros, la espalda, los antebrazos, los brazos, las manos, los dedos de las manos, el tórax, el abdomen, los muslos, las pantorrillas, los tobillos, los pies, los dedos de los pies, tensar cada área y después relajarla. Una vez terminado el recorrido de relajación, descansar tranquilamente, durante cinco minutos, después dejar que los músculos de los párpados se relajen, prepararse para abrir los ojos, mirar alrededor y continuar con las actividades sintiéndose relajado.

- *Relajación progresiva antitensiones:* acostarse boca arriba, cerrar los ojos, respirar profundamente, ordenar a cada parte del cuerpo que se relaje, iniciar por los pies, las piernas, el vientre, las costillas, las manos, los brazos, la cara y la cabeza.

- *Relajación del cuello:* acostarse boca arriba, girar la cabeza hacia un lado y otro, con lentitud, sin apresurarse, tensar los músculos del cuello hasta que la cabeza mire el techo, continuar hacia el otro lado repitiendo el ejercicio, pero con los músculos flojos. Repetir el ejercicio varias veces a cada lado y dejar descansar la cabeza en cualquier posición.

- *Relajación de la frente:* colocarse frente a un espejo, arrugar la frente enarcando las cejas, relájese poco a poco, hasta retornar a la posición normal de la frente y entrecejo, fruncir de nuevo el entrecejo y desarrugar lentamente. A medida que se logre controlar el ejercicio podrá realizarlo acostado boca arriba, con los ojos cerrados y los músculos flojos, nunca levante los brazos ni estire las piernas para evitar tensiones que afecten el ejercicio.

- *Relajación de la vista:* acostarse boca arriba, mantener los párpados abiertos, mirar hacia la derecha, mantener la posición durante 30 segundos, retornar hasta mirar el techo, descansar unos segundos y repetir hacia el lado izquierdo, retornar hacia arriba, descansar y repetir el ejercicio, hacia abajo y hacia arriba, dejando descansar los ojos en cada cambio.

- *Relajación de los brazos:* acostarse boca arriba, cerrar los ojos, levantar el brazo derecho y cerrar un puño para tensar el brazo unos segundos, dejarlo caer lánguidamente abriendo el puño hasta dejar el brazo flojo, descansar y repetir el ejercicio con el brazo izquierdo. Repetir el ejercicio varias veces dejando reposar cada brazo lo más posible.

- *Relajación de las piernas:* acostarse boca arriba, cerrar los ojos, flexionar un poco la rodilla derecha, doblar el tobillo y los dedos del pie, descansar un rato y continuar con la otra pierna. Repetir un par de veces más y descansar.

• *Relajación de la espalda*: acostarse boca arriba, dejar los brazos flojos, arquear la espalda para tensionar la cabeza y la cadera, percibir la tensión a lo largo de la columna, mantener la posición unos segundos y bajar la posición a la mitad y relajarse hasta bajar al piso. Repetirlo una vez más, ir aumentando la duración hasta controlar por completo tres repeticiones.

Otra manera de relajarse y neutralizar los nervios y el estrés es sentarse tranquilamente durante veinte minutos, una o dos veces al día, frente a una pecera o una chimenea, un parque, acariciar una tela suave o simplemente, reclinarse sobre un confortable sofá.

Para obtener beneficios importantes de la relajación es necesario practicarla a una hora en que no sea interrumpida la terapia, así puede ser muy temprano o tarde por la noche, evitar lugares con ruidos u olores que afecten la concentración y, antes de iniciar, practicar un ejercicio moderado, durante cinco minutos, después comenzar a relajarse.

Meditación

En su forma simple es una técnica eficaz que permite que la mente se aquiete mediante una sensación simple repetitiva, la que tiene un efecto fisiológico benéfico capaz de desacelerar la frecuencia respiratoria, aumentar el consumo de oxígeno, aumentar o disminuir el flujo sanguíneo; regula, elimina o reduce el estrés, alivia la migraña y el dolor de cabeza, beneficia el corazón y crea un ritmo de ondas alfa cerebrales más relajado, pero además favorece la actividad inmunitaria y estimula la producción de defensas del cuerpo eficaces contra las enfermedades infecciosas.

La meditación puede practicarse recitando una única palabra o frase, también conocida como mantra, imaginando un simple objeto o bien concentrándose en la respiración o en un sonido; así, la mente logra un estado neutral, sin ningún control consciente. En algunas ocasiones, durante la meditación, se da la llamada experiencia trascendental en la que el individuo logra sentirse al margen del tiempo y del espacio, esta experiencia no es absolutamente necesaria, ya que la esencia de la meditación es lograr la concentración sin esfuerzo. La meditación es tan eficaz para reducir los nervios y el estrés que los Institutos Nacionales de Salud recomiendan meditar más, que los fármacos controlados como primer tratamiento de los estados nerviosos, el estrés y el insomnio; ya que con sólo meditar, antes de acostarse, ayuda a calmar las tensiones y a alejar la preocupación por no poder dormir que sólo conduce al insomnio.

Para obtener los beneficios de la meditación debe practicarse durante veinte minutos al día.

- *Meditación simple:* buscar un lugar tranquilo, sentarse erguido en una silla cómoda, colocar las manos sobre los muslos con las palmas hacia arriba y los pies apoyados sobre el piso, cerrar los ojos y relajarse. Concentrarse en la palabra o la imagen elegida, puede usarse la palabra "so", no se pronuncia sino se imagina, dentro del cerebro, al inhalar y al exhalar, incorporar la palabra "hum". Durante el ejercicio es posible que la mente se distraiga con otros pensamientos, sin importar dejarlos entrar y luego salir, para proseguir con la imagen o palabra elegida, continuar con el ejercicio durante veinte minutos y antes de finalizar respirar profundamente, estirar las extremidades y abrir los ojos despacio. Evitar levantarse de prisa, ya que se reducen los efectos de la meditación.

- *Meditación simple e iluminada:* sentarse en una silla cómoda, colocar los pies en el piso, descansar los brazos sobre el regazo con las palmas hacia abajo, cerrar los ojos y respirar profundamente. Dirigir la concentración a una pequeña esfera luminosa que se encuentra 20 cm, arriba del centro de la cabeza, es una esfera que será un lugar de calma y que irradia energía que aquieta el espíritu, cada vez es más brillante y se expande hasta tener 10 cm de diámetro, la esfera está tan resplandeciente que libera su poderío purificante y vivificante, en forma de cascada que semeja agua cristalina, ésta comienza a recorrer cada parte del cuerpo, fluye entre el cabello y llega hasta el interior del cerebro, los ojos, la nariz, la boca, ahora pasa hacia los hombros, el pecho, la espalda, las manos, la cadera, el abdomen, la pelvis, los muslos, las rodillas, los tobillos, los pies y las plantas y fluye libremente hasta retornar de nuevo a la cabeza, y ahí continúa fluyendo a través de todo el cuerpo, después de unos instantes las plantas de los pies cierran el paso a la energía y comienza a retornar por el camino hasta llegar a la cabeza, que también cerrará el camino para no dejar escapar la energía. La esfera luminosa continúa bañando el exterior y rodea el cuerpo de un halo de luz blanca y cristalina; colocar las manos frente al corazón pero sin llegar a tocarse una contra la otra, percibir la energía, esa pujanza al tocar cualquier parte del cuerpo lo invade de más vigor y elimina toda molestia. Después de meditar el poder y energía obtenida, por un momento, abrir los ojos, recordar que se puede iluminar un día gris con la intensidad de la luz interior.

- *Relajación profunda*: sentarse o acostarse, colocar las manos en el regazo sobre los muslos con las palmas hacia arriba, colocar los pies separados, cerrar los ojos y respirara profundamente. Percibir la tensión en los pies y piernas, distender la zona para notarla pesada y apoyada, llevar la atención hacia los muslos y rodillas, relajar la zona para notarla pesada y apoyada, dirigir la atención hacia otras partes del cuerpo como: la espalda, los glúteos, el abdomen, el pecho, los hombros, el cuello y el cuero cabelludo.

Disfrutar cada una de las sensaciones por cada momento de relajación profunda, hasta completar los diez minutos, antes de levantarse aquietarse un poco y después levantarse con cuidado.

Los anteriores ejercicios se pueden practicar sin riesgos y tienen un profundo efecto en el cuerpo y en los nervios autónomos, ya que reducen la ansiedad y el estrés; sin embargo, hay que ir con cuidado cuando existen problemas físicos. A medida que avance en experiencia se podrán usar las técnicas durante el día, de pie o incluso caminando

Biorretroalimentación

Es un método eficaz para volverse conscientes y aprender a regular las funciones corporales y a controlarlas, con intentos conscientes, usando las técnicas de relajación y visualización de ciertos pensamientos con una determinada concentración que logra calmar la agitación cerebral, lo cual logra reducir el estrés psicológico y físico. Lo anterior se logra a través del aprendizaje de ciertas señales visuales o auditivas de una máquina (electroencefalograma, termómetro, etcétera) que registra la medida eléctrica de las respuestas fisiológicas que incluyen la tensión muscular, la resistencia de la piel, las señales eléctricas del cerebro, se logra obtener la capacidad de controlar y relajar voluntariamente los músculos, o bien aumentar el calor del cuerpo, alterar la actividad eléctrica cerebral, reducir la tensión arterial y la frecuencia cardiaca, mejorar el funcionamiento gastrointestinal. Esta terapia está especialmente recomendada cuando se ha tratado sin éxito, con medicamentos y psicoterapia el estrés, el insomnio y los nervios. Para favorecer su utilidad se combina con otras técnicas de reducción del estrés y nerviosismo, como la relajación y meditación.

Después de aprender la biorretroalimentación, se puede aplicar en casa sin necesidad de las máquinas.

Representación guiada de imágenes

Es una técnica de relajación común, ya que es la manera más fácil de aprender a relajarse por un método cómodo y placentero que le brinda, al cuerpo y mente, esta oportunidad, pero también es una opción viable para estimular las funciones del sistema inmunitario, el control del dolor, la pérdida de peso, el manejo de la depresión o ansiedad que durante los periodos de estrés se ven seriamente alterados. Es una práctica simple que puede combinarse, con otras técnicas de relajación o sola, como una manera rápida de disminuir el estrés y los nervios que aquejan el cuerpo y la mente por el ajetreo de un día, por un problema o una enfermedad.

- *Representación guiada de imágenes relajada:* buscar un espacio tranquilo, sentado o acosado, cerrar los ojos, respirar profunda y cómodamente durante un minuto, recordar un lugar o un momento agradable en el que se sintió relajado y en paz, imaginarse que de nuevo esta ahí, viendo, oyendo, escuchando, sintiendo y oliendo con todo detalle esa evocación, concentrarse en los sentimientos de tranquilidad, relajación y paz. Permanecer respirando profundamente y continuar llenando la mente con ese ambiente tan especial. Después de un rato, abrir los ojos y retomar las actividades.

Qigong

Es una técnica china que ayuda a reducir el estrés y el nerviosismo, ya que combina movimientos elegantes y respiración rítmica, pues cuando se practica con regularidad logra mejorar la fuerza y la flexibilidad muscular y revertir el daño ocasionado por enfermedades anteriores y lesiones; baja la tensión arterial, aumenta la energía y favorece la regeneración tisular (ayuda a las células del cuerpo a multiplicarse y dividirse).

Autohipnosis

Es una técnica alternativa que se usa para relajarse y tratar los nervios, el estrés y el insomnio (siempre y cuando no exista un trastorno mental) y que combina la visualización de imágenes atractivas, sonidos y olores agradables. Para practicarla es necesaria realizar una grabación del propio ejercicio a realizar, con voz monótona.

Ejercicio

- Autohipnosis: Sentarse o acostarse, respirar profundamente y relajarse, desde la cabeza hasta los pies, cerrar los ojos. Imaginar un hermoso paisaje de la montaña a medio día, cuando el sol logra tocar el rostro, percibir el calor, escuchar el gorjeo de los pájaros cantando, sentir el aroma de la madera y las flores, caminar por la vereda que baja sobre la colina, en seguida encuentra una cortina de flores, se percibe un olor dulce y cálido, abrir un espacio para cruzar hacia el otro lado, cuando lo desee penetre, ya está ahí, es un jardín virgen aún más cálido y hermoso, abundan las flores, las fragancias inundan magníficamente el ambiente, se alcanza a escuchar el correr del agua que golpea rítmicamente las piedras, el entorno es cálido y relajante cada vez más, después de unos minutos de contemplar la escena, retome por la cortina de flores y regrese por el camino, hasta llegar al punto donde inició contar del diez al uno a la vez que se siente más relajado y renovado, al llegar al uno abrir los ojos y mirar alrededor, disfrutar aquella sensación de tranquilidad, ahora ya está más preparado para afrontar el día, más relajado. Hacer durar el ejercicio por casi veinte minutos.

Yoga

Es ritmo, armonía, entre las variadas formas de yoga la más preocupada por la salud del cuerpo es el hahta yoga, el cual utiliza como técnicas básicas las asanas (posturas), shat karmas (seis acciones), bandhas (cerrojos, contracciones), mudras (gestos, sellos) y pranayama (control o aletargamiento del aliento), estas técnicas ayudan en general a restablecer el equilibrio de los doshas por lo cual mejora la salud y se reducen los nervios, el estrés, el insomnio y afecciones como la migraña, el dolor de cabeza originado por la tensión y el asma debido a que además de las posturas físicas combina la meditación y los ejercicios de respiración, todo lo cual brinda el efecto curativo y relajante sobre la mente y por aña-didura del cuerpo, debido a que si la mente se encuentra agitada e inquieta la salud corporal se ve directamente afectada mayor-mente, y cuando el cuerpo está enfermo, la función mental se pone en peligro, de ahí los frecuentes delirios, durante la enfer-medad. La respiración bien controlada a través de un ejercicio de yoga, en la noche, ayuda a dormirse más rápidamente.

Otro beneficio del yoga es que ayuda a reducir la ansiedad, baja la tensión arterial y la frecuencia cardiaca, alivia en caso de adicciones y dolor, agudiza las percepciones auditivas y visuales, mejora la memoria, la inteligencia, las habilidades motoras, la función metabólica y respiratoria, produce claridad mental, estabilidad emocional, relajación profunda y conciencia corpo-ral. Aunque los libros poseen los ejercicios propios de esta téc-nica es necesario acudir a un profesional en yoga, al menos para iniciarse, pero además establecer horarios regulares de práctica, usar ropa floja, practicar con ayuda de un tapete grueso y grande para evitar daño a la columna, llevar a cabo cada ejercicio en forma lenta, cuidando que la respiración sea por la nariz, ejercer los movimientos durante la exhalación y una inhalación profunda antes de ésta.

Después de aprendida la técnica del yoga puede ensayarse en la casa y la oficina, un momento ideal para practicar es antes del desayuno, ya que el estómago se encuentra vacío y los músculos han descansado por las horas de sueño; sus beneficios son perceptibles cuando se practica, al menos, tres veces por semana.

Técnicas básicas

- Asanas: proporcionan firmeza, liberan de las enfermedades, estimulan la flexibilidad y benefician el sistema neuromuscular.
- Bandhas: detienen la vejez y la muerte, aumentan la actividad de la digestión.
- Mudras: purifican los nadis.
- Pranayama: cura toda enfermedad, relaja el cuerpo, tranquiliza la mente, incrementa la circulación y estimula el abastecimiento de sangre.
- Shat karmas: equilibra los tres humores.

Ejercicios de las diferentes técnicas

- Bhastrika: elimina desórdenes ocasionados por el exceso de vata, pitta y kapha.

- Bhramari: embarga de un increíble éxtasis.
- Bradrasana: elimina todas las enfermedades.
- Halasana: favorece el funcionamiento del cerebro, regula el sistema simpático, combinado con respiración regular 35 a 45 segundos.
- Murcha: confiere felicidad.
- Nauli: trae la felicidad, termina toda enfermedad y desórdenes de los humores.
- Neti: purifica la región del cráneo.
- Pashimatanasana: produce favorables efectos en el cuerpo y la mente, estimula la relajación.
- Shavasana: elimina la fatiga ocasionada por otras asanas y da reposo a la mente.
- Sravangasana: favorece la circulación y estimula el tono vital, combinar con respiración regular 35 a 40 segundos.
- Supta-vajrasana: seda el sistema nervioso y pacifica el sistema emocional, descansa las piernas y combate la rigidez de las articulaciones, combinar con respiración abdominal 35 a 45 segundos.
- Vasti: cura todos los padecimientos por exceso de vata, pitta y kapha.

Antes de iniciar los ejercicios es necesario practicar estiramiento y calentamiento.

Posiciones de estiramiento y calentamiento

- Gato: colocarse de rodillas, apoyar las manos sobre la manta, separar las manos a la misma distancia de los hombros y las rodillas a la misma distancia de la cadera, los codos deben permanecer rectos, exhalar y arquear la espalda hacia arriba, sostener la cabeza entre los brazos mirando el abdomen, mantener esta posición unos segundos, inhalar y regresar a la posición inicial, levantar la cabeza y mirar al frente, descansar y repetir cinco a diez veces. Este ejercicio fortalece la espina, mejora la postura y revitaliza el cuerpo.

- Árbol: de pie con los dos pies juntos, los brazos a los lados, concentrar los ojos en un punto imaginario al frente, alzar el pie derecho y colocar la planta sobre el costado del muslo izquierdo tan alto como sea posible, cuando exista equilibrio elevar los brazos sobre la cabeza lo más posible y, al mismo tiempo, colocar las palmas juntas, mantener la posición 30 segundos. Bajar suavemente los brazos, en seguida el pie, relajarse unos momentos y repetir el ejercicio con el pie izquierdo. Esta prácticca promueve la concentración y la estabilidad del cuerpo y la mente.

- Triángulo: de pie separar los pies a los lados al menos un metro de distancia, inhalar y levantar los brazos a los lados hasta el nivel de los hombros, exhalar y doblar el cuerpo desde la cintura para tocar el empeine del pie izquierdo con la mano izquierda, al mismo tiempo el brazo debe señalar hacia arriba hasta formar una línea recta entre los dos brazos, voltear la cara hacia arriba, mantener la posición 10 segundos y regresar a la posición inicial. Relajarse y repetir el ejercicio con el lado derecho del cuerpo. Este ejercicio ayuda a calmar los nervios, remueve y desecha toxinas acumuladas, promueve la salud general del organismo.

- Giro simple: sentarse con las piernas estiradas, encoger la pierna derecha hacia el torso, cruzarla cuidadosamente sobre la pierna izquierda, cerca de la rodilla izquierda, inhalar, girar la parte superior del cuerpo hacia la derecha, colocar ambas manos en el lado derecho apoyadas sobre el piso, girar la cabeza y mirar sobre el hombro derecho, mantener la posición 10 segundos, inhalar conforme retorna el cuerpo a la posición inicial. Relajarse y repetir el ejercicio hacia el lado izquierdo. Este ejercicio ayuda a fortalecer la espina, mejora la postura, promueve el equilibrio psicológico y la autoconfianza.

  - Cobra: acostarse boca abajo, colocar las palmas de las manos sobre el piso bajo los hombros, girar un poco los dedos hacia adentro, levantar lentamente la cabeza y toda la parte superior del cuerpo, hasta el ombligo, descansar el peso en ambas manos, la pelvis y las piernas, mantener los codos ligeramente doblados, no encorvarlos hacia los oídos, mantener la posición 10 segundos y centrar la atención en la parte baja de la espalda, descender poco a poco hasta la posición inicial. Relajarse y repetir. Este ejercicio aumenta el flujo de sangre hacia los órganos abdominales, actúa contra los trastornos digestivos y del hígado.

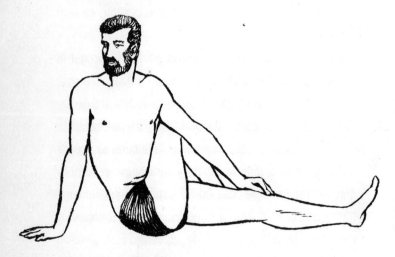

Posiciones de relajación

- *Arado:* acostarse boca arriba, colocar los brazos y las palmas a los lados, levantar lentamente las piernas y el tronco del suelo, soportando las caderas con ambas manos, levantar las piernas lentamente hacia la cabeza, mantener las piernas lo más derechas posible, continuar levantando la espalda hasta que los pies lleguen a descansar en el piso detrás de ésta, sostener la posición y soltar las manos de la espalda y colocar los brazos a los lados, mantener la posición 10 segundos e ir aumentándola a medida que transcurre el tiempo, retornar a la posición inicial y relajarse. Este ejercicio vigoriza las glándulas endocrinas y el sistema nervioso, elimina la fatiga, el agotamiento y la apatía.

- Inclinación hacia adelante: sentarse con las piernas estiradas hacia el frente y las rodillas rectas, inhalar y estirar los brazos por encima de la cabeza, exhalar lentamente e inclinarse con las manos hacia delante, hasta tocar las rodillas, las espinillas y los dedos de los pies, de preferencia, continuar doblándose hacia delante y hacia abajo hasta tocar con la cabeza las rodillas, mantener la posición durante 10 segundos y regre-

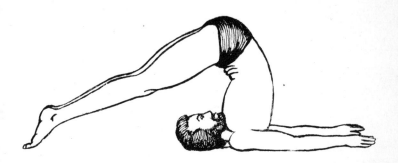

sar a la posición inicial. Relajarse y repetir el ejercicio. Este ejercicio disminuye el ritmo de la respiración, produce un estado mental relajado, tranquiliza la mente de pensamientos preocupantes y mejora la digestión.

- Relajación de mente y estiramiento de cuerpo: de pie, mantener la posición recta de la cadera, los hombros y la cabeza, colocar los pies juntos, inhalar y visualizar el sol al amanecer, exhalar y llevar las manos al pecho a la altura del corazón. Inhalar y estirar los brazos sobre la cabeza, empujar la pelvis hacia delante y levantar la cabeza, hasta mirar las manos, retornar las manos hasta el pecho, exhalar, bajar las manos para doblarse lentamente desde la cintura hasta tocar la parte más baja de las piernas. Inhalar y adelantar el pie izquierdo hacia delante doblando la rodilla hasta un ángulo recto, dirigir el pie derecho hacia atrás, doblar los dedos del pie y enderezar todo el cuerpo desde la cabeza hasta el talón, sostener la respiración,

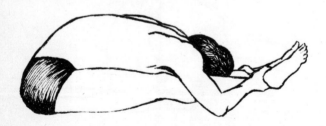

mover el pie izquierdo hacia atrás, sostenerse sobre las puntas de los dedos de los pies, mantener las manos apoyadas sobre el piso en línea con los hombros, exhalar y dejar caer las rodillas hasta el piso, levantar los glúteos hacia arriba, doblar los codos y mover el pecho y barba hasta el suelo, continuar exhalando y bajar todo el cuerpo al piso, enderezar las piernas y mantener los dedos de los pies doblados, inhalar y empujar con las manos, levantar lentamente la cabeza y enderezar los codos, arquear la espalda como la posición de la cobra, exhalar y levantar los glúteos tan alto como se pueda y bajando la cabeza hasta formar un triángulo, inhalar y doblar la rodilla derecha hacia delante, colocarla entre los brazos, retornar al triángulo, al exhalar enderezar la pierna derecha y llevar la pierna izquierda junto a la otra pierna, mantener las manos pegadas al piso y junto a los pies, inhalar y levantar lentamente la espina, elevar la cabeza y llevar los brazos hacia atrás de la cabeza y visualizar de nuevo un sol al amanecer. Exhalar y llevar las manos al pecho a la altura del corazón y relajarse, repetir la posición seis veces e ir aumentando gradualmente con la práctica hasta llegar a 24 repeticiones en una sesión.

Cuando no se logra combatir el insomnio con una sesión de yoga normal, es porque la resistencia psicológica es fuerte, por lo cual hay que aumentar los ejercicios y, además, practicar las asanas con el sentimiento de abandono y relajación.

Medicina china tradicional

Este tipo de medicina revela y cultiva la fuerza vital de la vida, considera que la fuerza Qi es inseparable de la misma, pero el Qi no solamente anima el cuerpo y la tierra, sino también la fuerza energética de todo el universo. El Qi se manifiesta como yin (interior, oscuro y frío) y yan (exterior, luminoso y calido), aunque el yin y el yan parecen opuestos en realidad uno es complemento del otro y son inseparables, el equilibrio entre los dos es como la noche y el día, este mismo ciclo rige los órganos internos del cuerpo, así el Qi fluye a través de él como yin, desde la tierra hacia arriba; como yan, desde el cielo hacia abajo, los canales por los que transita son conocidos como meridianos, a lo largo de los cuales existen puntos de presión en donde el Qi se puede bloquear, pero con la ayuda del terapeuta es posible liberar el flujo y restaurar el equilibrio.

Dentro de la medicina china tradicional se encuentran otros métodos de curación, dirigidos al Qi, tales como la acupuntura, el masaje Shiatsu y la herbolaria.

Su práctica es meramente preventiva aunque refuerza el sistema inmune para detener una enfermedad, esta medicina considera que casi todos los trastornos del sueño se derivan de problemas o debilidades renales, debido a que los riñones almacenan energía, y cuando se ve comprometida la capacidad de almacenaje, por una deficiencia, el riñón es incapaz de conservar la energía y en consecuencia ésta asciende y altera el corazón (espíritu), lo que a su vez estimula la aparición de problemas y por ende el insomnio.

Respecto a los nervios y el estrés la medicina china también dice que en estas enfermedades intervienen agentes patológicos que desequilibran las energías y restringen el funcionamiento de una determinada parte del cuerpo; pero considera que el estrés es una respuesta nerviosa del cuerpo a los irritantes externos e internos, y el primer órgano afectado es el hígado, aunque el estrés crónico termina afectando a otros órganos. Así entonces, para ayudar a restablecer la energía vital, para el proceso de tonificación de los riñones, lo mejor son los remedios herbarios, además de las posturas y los ejercicios del qigong especiales que son benéficos para los riñones y que contribuyen al estado de relajación.

En la medicina china también se enfatiza la necesidad de observar el ciclo cotidiano natural del cuerpo, el cual posee un reloj orgánico que va marcando determinados momentos para la restauración de la energía, así de 11:00 p.m., a 1:00 a.m., la vesícula biliar; de 1:00 a 3:00 a.m., el hígado; de 3:00 a.m. a 5:00 a.m., para los pulmones y de 5:00 a 7:00 a.m., el intestino grueso. Así entonces, dormir a las 10:00 p.m., favorece la salud en general del organismo, en cambio dormir hasta las 12:00 provoca además de malestar, daños y retardo en la regeneración de los órganos, y por ende en el desencadenamiento del estrés, nervios, insomnio y demás enfermedades que acaban con la poca salud del organismo.

- Nervios y estrés: tratar con una combinación de acupuntura y hierbas (tragacanto, ligustra, ginseng), visualización y respiración a través de la práctica del Qigong y Tai Chi, de los cuales algunos ejercicios se pueden realizar en el trabajo, todo lo cual también alivia el insomnio por estrés.

- Insomnio: tratar con posturas y ejercicios del qigong las que contribuyen a la salud de los riñones y al proceso natural del sueño.

Fuentes de remedios

En tiendas chinas se pueden encontrar los remedios, para preparar y consumir, de acuerdo a las indicaciones que incluye cada fuente.

- Bai shao: pacifica el yan del hígado, protege el yin, ajusta el equilibrio entre los niveles de Qi interior y exterior, trata los dolores de cabeza y vértigo debidos al predominio del yan sobre el hígado, alivia la sudoración excesiva nocturna.

- He shou wu: tonifica el hígado y el riñón, nutre la sangre.

- Ren shen: ayuda a reanimar a la persona, beneficia el Qi del corazón y sosiega el alma, alivia la ansiedad, insomnio y falta de memoria.

- Sheng di huang: calma la irritabilidad e insomnio.

- Shu di huang: mitiga los estados de yin de riñón deficiente, trata el insomnio, vértigo, palpitaciones, calma los sudores nocturnos.
- Suan zao ren: alivia la irritabilidad, insomnio, palpitaciones y ansiedad.
- We wei zi: sosiega el alma, calma el corazón, trata la irritabilidad, sueños inquietantes, pérdida de memoria, miedo e insomnio.
- Ye jiao teng: apacigua el alma, activa la circulación de la sangre, alivia el insomnio, irritabilidad, trastornos emocionales y nerviosos, calma los sueños inquietantes.
- Yuan zhi: sosiega el alma, calma el corazón, alivia las emociones reprimidas.

Tai Chi

Su principio se basa en combinar movimiento creativo, unidad y danza para encontrar el ritmo natural del universo, explora los procesos de la mente y el cuerpo y ayuda a equilibrar el cuerpo, la mente y las emociones, relaja y ajusta el flujo de la energía corporal, lo cual favorece la eliminación de los nervios, estrés e insomnio. También enseña a respirar correctamente, mientras se realiza una serie de movimientos coordinados, en especial un tipo de exhalación que ayuda a alcanzar un estado de absoluta tranquilidad, además mejora la postura y promueve la armonía interior.

Ejercicio

- Después de meditar tranquilamente de pie, dar un paso de energía hacia delante, con el pie derecho, visualizar fuego que sale de las palmas de las manos y viaja, de regreso, hacia el interior del cuerpo, transferir el peso hacia el pie izquierdo, visualizar una cascada de agua que cae sobre el cuerpo, con éste volteado hacia la izquierda, rotar y curvear las palmas hacia el lado derecho. Girar el cuerpo hacia la derecha con ambos pies fijados firmemente al piso, reanimar el pie izquierdo y regresar el cuerpo hasta el centro.

Medicina ayurvédica

Es un sistema médico holístico que toma en cuenta conjuntamente el cuerpo, el alma y el espíritu en el diagnóstico y el tratamiento de la enfermedad, es decir se basa en la filosofía de que cada persona es única y por ello se dirige cada uno de los aspectos a tratar de manera individual.

Hay tres energías vitales llamadas doshas presentes en todo el universo, las doshas afectan a todas las funciones corporales en los niveles físico y anímico, la buena salud se logra cuando las tres doshas actúan en equilibrio, cada una cumple una función en el cuerpo: vata es la fuerza conductora, y se relaciona con el sistema nervioso y la energía corporal; pitta es el fuego y se relaciona con el metabolismo, la digestión, las enzimas, lo ácido y la bilis; kapha es el agua y se relaciona con las membranas mucosas, la humedad, la grasa y la linfa.

El equilibrio de las doshas depende de la dieta, ejercicios, una digestión buena, la eliminación de los residuos corporales, la salud emocional y mental equilibradas, lo cual ayuda a evitar los nervios, estrés e insomnio.

La personalidad puede estar dominada por dos o las tres doshas, algunos tipos son: vata-pitta, vata-kapha y pitta-kapha.

- Vata: la persona es delgada, de piel seca áspera u oscura, dientes grandes, deformados o salientes, boca pequeña, fina y ojos obscuros, padece estreñimiento habitualmente, orina frecuente pero escasa, poca transpiración, mente original y creativa, habla rápida, tendencia a la depresión y ansiedad, le desagrada el frío.

- Pitta: la persona es de altura y constitución media, piel suave, blanca, pecosa o lustrosa, pelo suave, rubio, castaño, dientes pequeños y amarillentos, boca mediana, habla clara pero cortante, inteligente, memoria clara, ambicioso, no le gusta el calor, intestinos sueltos y tendencia a la diarrea.

    - Kapha: la persona tiene complexión grande y con sobrepeso, piel gruesa, pálida, fresca y grasa, pelo ondulado, graso, muy oscuro o muy claro, dientes blancos fuertes, boca grande, habla lenta y monótona, duerme mucho y profundamente, sudoración intensa, buena memoria.

En el caso de los trastornos del sueño se centra en el vata, la unidad constitucional del cuerpo que regula la respiración y la circulación, así las personas que tienen desequilibrios en el vata, normalmente sufren de irritabilidad, temor y ansiedad, lo cual les impide descansar.

- Insomnio, nervios y estrés: calmar, relajar y tranquilizar el sistema con un exceso de vata. Aplicar el masaje Snehana que utiliza aceites de plantas medicinales que estimulan la eliminación de toxinas, ungir aceite desde la cabeza hasta los pies, de dependiendo del tipo somático de cada persona; así, aceite de coco a temperatura ambiente para el tipo pitta; el aceite de ajonjolí caliente para el tipo vata y aceite de mostaza caliente para el tipo kapha. Meditación con mantras tranquilizantes como "duermo adecuadamente", o bien la visualización con aromas como: sándalo, manzanilla, rosa y jazmín los cuales alivian la ansiedad y el temor.

Fuentes de remedios ayurvedas

Preparar una tisana con una cucharada de la planta, disolver en un litro de agua hirviendo, dejar reposar diez minutos y colarla, tomarla como agua de tiempo.

- Gotu kola: estimula el sistema nervioso central, disminuye la fatiga y la depresión, trata los trastornos mentales, el insomnio y alivia el estrés.

- Milenrama: equilibra las alteraciones emocionales, trata el estrés, el dolor de cabeza. Combina con angélica, cedro, canela, clavo, corazoncillo, cúrcuma, lavanda, limón, mirra, mirto, regaliz y zarzaparrilla.

- Nuez moscada: calma, induce al descanso, trata el insomnio y otros trastornos del sueño y alivia las enfermedades del riñón. Combina con laurel, canela, comino y lavanda.

- Rizoma de ácoro: tonifica el cerebro, trata el estrés, refuerza las glándulas suprarrenales, favorece la circulación, alivia la debilidad. Se combina con jengibre, milenrama, limón, cedro, canela y naranja.

- Vetiver: calma el nerviosismo, insomnio, estrés, depresión, fatiga y pérdida del apetito. Combina con angélica, canela, sándalo, lavanda, cítricos y milenrama.

Masaje

La tensión mental produce contracciones musculares especialmente en el cuello y hombros, que a su vez originan dolores de cabeza y estimulan la aparición del estrés y el insomnio; sin embargo, estas afecciones pueden ser eliminadas con el contacto físico que proporciona el masaje ya que su efecto relajante y agradable se debe a que se aplica presión con las manos, dedos, palmas o con la base de la mano, desplazándolas suavemente hacia todo el cuerpo, siguiendo los músculos con movimientos largos y suaves, presionando, jalando con firmeza el tejido muscular, o bien con movimientos rápidos pero rítmicos sobre la piel; pero además tonifica los nervios, da flexibilidad a los músculos, elimina las congestiones que puedan existir, desde hace varios años, ayuda a equilibrar el sistema linfático y muscular, incrementa la cantidad de oxigeno en un 10 y 15%, aporta gozo por ser tocado, frotado y acariciado, y es una de las mejores formas de aliviar la tensión muscular antes de ir a dormir, y al aliviar la tensión de los músculos, el cuerpo se siente más ligero y con más tranquilidad.

Para el masaje general pueden utilizarse diversos aceites para realizar el masaje, los más favorables son: el de oliva, soya y girasol o, bien, utilizar polvos como el talco que permite un mejor desplazamiento de las manos, en caso de masaje localizado con ungüentos, pomadas y linimentos salicilados, azufrados y yodados. Después del masaje con talco es recomendable aplicar fricciones con agua de colonia. No verter directamente el lubricante sobre el cuerpo, sin antes calentarlo con las manos.

Técnicas de masaje

El masaje se aplica en distintas partes del cuerpo y se procura sincronizar con la respiración de la persona a la que se aplica, evitar tocar zonas hipersensibles como el abdomen, ir reduciendo la intensidad de los movimientos hasta que la persona queda relajada y casi dormida.

- Friccionar: ayuda a penetrar el tejido profundo del músculo, usar la parte posterior de la mano y las puntas de los dedos con movimientos circulares o lineales.
- Frotar: los movimientos son lentos y rítmicos, usar toda la mano hacia arriba en dirección al corazón. Aplicado de manera suave relaja el sistema nervioso, mientras que la presión fuerte estimula el sistema circulatorio y nervioso.
- Sobar: desanuda los músculos tensos o adoloridos de los hombros y cuello, usar ambas manos con secuencias rítmicas y comprimiendo con suavidad. Este tipo de masaje estimula la linfa y remueve la acumulación de ácido láctico.

Masajes especiales

- Masaje anticrisis: aplicar antes de acostarse para ayudar a relajar y conciliar el sueño, siempre y cuando no exista insomnio por indigestión o alguna otra enfermedad. Apoyar la cabeza sobre una almohada durante el masaje, emplear movimientos lentos y rítmicos de golpeteo, evitar cambiar de posición a la persona para evitar desconcentrarse.
- Masaje contra jaqueca: masajear las sienes por medio de roce suave, a menudo circular, continuar hacia el cuero cabelludo y la parte frontal de la cabeza.

- Masaje contra neuritis: aplicar en forma de roces suaves y prolongados.

- Masaje general: aplicar con movimientos suaves, cuando el estrés se debe a un trastorno físico o emocional, ayuda a levantar el ánimo, fortalece las defensas del organismo, ayuda a recuperar la salud.

- Masaje sedante: masajear la espalda, los hombros y los flancos, comenzar con toques lentos y suaves, deslizar las manos hacia abajo de la espalda, a todo lo largo, mantener la presión firme, inclinándose para usar el propio peso del masajista, ejercer presión con las puntas de los dedos al palpar un surco de la columna vertebral. Separar las manos hacia los lados al llegar al borde inferior de la columna, lentamente pero con fuerza subir por el flanco hasta los hombros, antes de llegar a las axilas deslizar las manos hacia arriba hasta situarse en la posición inicial y reiniciar el masaje.

El masaje es aprovechado por otras terapias para reforzar sus efectos, tales como la aromaterapia, el shiatsu, el masaje sueco, la reflexología, la acupuntura, la digitopuntura y otras terapias alternativas que ayudan a aliviar la tensión muscular, alivian la fatiga e infunden energía necesaria para vivir.

Reflexología

Es una técnica que usa el masaje intenso sobre aquellos puntos sensibles o reflejos con el objetivo de activar los recursos curativos naturales del cuerpo, se basa en el principio de que el cuerpo está dividido en diez zonas que van longitudinalmente desde la cabeza hasta los dedos de los pies, estas zonas están localizadas en oídos, palmas y plantas del pie (estás últimas son las más conocidas aunque todas tienen el mismo efecto sobre la salud), en donde se encuentran las áreas reflejas para todos los órganos, glándulas y partes del cuerpo. Al usar la presión rítmica y constante se rompen los bloqueos y permite el regreso de la energía fluida y que ocurra la relajación profunda a la vez que estimula los mecanismos de curación propios del organismo, su efecto puede ser acumulativo por lo cual es posible utilizar regularmente la reflexología para favorecer la circulación mejorada, la eliminación de las toxinas, reducción de la tensión y la revitalización de la energía.

Después del masaje es posible que la persona manifieste cansancio y se duerma profundamente debido a que el masaje puede que libere una hormona del cerebro, la oxitocina, que tiene un efecto relajante sobre el organismo.

- Punto 1: corresponde al cerebro y cabeza, estimular en caso de sinusitis, jaquecas, tensión mental y artrosis cervical.
- Punto 2: corresponde a la glándula pituitaria, estimular en caso de trastornos hormonales.

- Punto 3: corresponde a la glándula pineal e hipotálamo, estimular en caso de insomnio y falta de apetito.

- Punto 4: corresponde a los ojos, estimular en caso de trastornos oculares.

- Punto 5: corresponde al oído externo, estimular en caso de otitis.

- Punto 6: corresponde al oído interno, estimular en caso de dolor interno, vértigo, mareo y zumbido

- Punto 7: corresponde a los ganglios linfáticos, estimular en el caso de gripe, catarro, alergias, enfermedades de la sangre, bajas en el sistema inmunológico e infecciones.

- Punto 8: corresponde a la glándula tiroides y paratiroides, estimular en el caso de hiper e hipotiroidismo, nerviosismo, insomnio, obesidad, etcétera.

- Punto 9: corresponde a los bronquios, traquea y esófago, estimular en caso de alergia y gripe.

- Punto 10: corresponde al pulmón, estimular en caso de tabaquismo.

- Punto 11: corresponde al diafragma, estimular en caso de asma, nervios y alergias.

- Punto 12: corresponde al corazón venas y arterias, estimular en caso de hipertensión y taquicardia.

- Punto 13: corresponde al hígado, estimular en caso de mal aliento, saburra, flatulencias y mala digestión.

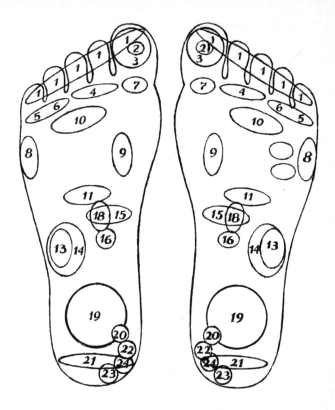

- *Punto 14:* corresponde a la vesícula, estimular en caso de mala digestión, e insuficiencia hepática, evitar si existe dolor, piedras o arenillas.
- Punto 15: corresponde al estómago, estimular en caso de gases, gastritis y úlceras.
- Punto 16: corresponde al páncreas, estimular en caso de diabetes.

- Punto 17: corresponde al bazo, estimular en caso de infecciones y enfermedades de la sangre.
- Punto 18: corresponde a los riñones y glándulas suprarrenales, estimular en caso de enfermedades del tracto urinario y retención de líquidos.
- Punto 19: corresponde al intestino delgado y grueso, estimular en caso de gases, anemia y estreñimiento
- Punto 20: corresponde a la vejiga, estimular en caso de cistitis y retención de orina.
- Punto 21: corresponde al nervio ciático, estimular en caso de dolor, cansancio, adormecimiento de las piernas, lumbalgia y dolor en los glúteos.
- Punto 22: corresponde a la próstata y útero, estimular en el caso de fibromas, prostatitis y hemorragias.
- Punto 23: corresponde a los ovarios y testículos, estimular en caso de amenorrea, dismenorrea, esterilidad e impotencia.
- Punto 24: corresponde al ano y recto, estimular en caso de estreñimiento y hemorroides.

Acupuntura

Es una terapia antigua que corrige los flujos de energía o bien estimula ciertas transmisiones nerviosas a través de la utilización de la inserción de agujas finas en puntos específicos del cuerpo, con el fin de estimular el flujo del Qi o energía de curación natural, estas agujas se dejan clavadas hasta por veinte minutos, las cuales producen un efecto o sensación de calor, un dolor o una sensación más fuerte conocida como De Qi, sin embargo cuando las agujas se insertan no se sienten.

A través de la acupuntura se estimula el aumento de endorfinas en el sistema nervioso central, lo que ayuda a relajar, aliviar limitadamente enfermedades crónicas, controlar el dolor, trastornos relacionados con el estrés, e incluso a estimular el sueño o quedarse completamente dormidos.

Digitopuntura y acupresión

Son terapias japonesas entre la que se encuentra el masaje Shiatsu, se combinan los principios de la medicina tradicional china y la acupuntura, pero sin las agujas, más bien con las manipulaciones delicadas, suaves, fluidez, estiramientos y un masaje llamado "anma", para trabajar con los desequilibrios y restablecer el flujo normal en los meridianos, es decir purifica y equilibra la fuerza vital de la vida conocida como Qi. Y el Qi fluye a través de las rutas de los meridianos, en los cuales existen 300 puntos de presión que estimulan el flujo normal, pero además, por la meditación y las respiraciones profundas se logra aclarar la mente, nutrir y fortalecer los órganos internos y externos, estimular la sensación profunda de conciencia personal, todo lo cual favorece la curación del organismo en general.

Autoshiatsu

- Sentarse tranquilamente en el piso sobre una manta, colocar una mano sobre otra, en la zona del ombligo, tranquilizar la mente a la vez que se respira profundamente, después visualizar un punto imaginario, por debajo del ombligo; este punto se conoce con el nombre de "océano de energía", continuar relajándose y meditando, inclinarse hacia delante sobre las manos, inhalar lentamente a la vez que se endereza suavemente la columna, retornar a la posición inicial, repetir al menos cinco veces. Después juntar ambas manos, entrelazarlas en "V" entre el dedo índice y pulgar, presionar el pulgar, apoyándose en la base del dedo índice, es el punto del intestino grueso número 4, mantener la presión durante cinco segundos, relajar y repetir. Su efecto ayuda a aliviar el dolor de cabeza, el dolor de muelas y la gastritis.

Los diferentes órganos se asocian con diversos meridianos de energía y los problemas de salud se manifiestan como bloqueos de energía. La acupresión considera que los síntomas son la expresión del estado de la totalidad de la persona y se concentra en aliviar el dolor y las molestias por la enfermedad, pero también se ocupa de la prevención y del autocuidado para los padecimientos relacionados con la tensión y toxicidad antes de que se conviertan en enfermedades.

• Tensión nerviosa: para calmar la ansiedad colocar las puntas de los dedos en la inmediación del esternón al nivel del corazón, sostener firmemente durante dos minutos, respirar profundamente dos veces.

Osteopatía

Es una medicina física que basa sus principios terapéuticos en que el sistema musculoesquelético es el principal usuario de energía del cuerpo y considera que la estructura del cuerpo se relaciona íntimamente con su función y que tanto la estructura como la función están sujetas a los trastornos, por lo cual la tensión o restricción en este sistema ocasiona desperdicio de energía que puede ocasionar un infinito número de trastornos, pero que el cuerpo tiene la habilidad de curarse a sí mismo cuando todos sus sistemas funcionan adecuadamente, la osteopatía puede ayudar a recuperar el equilibrio estructural del sistema musculoesquelético. La osteopatía combina la manipulación articular, la terapia física con masaje y la reeeducación postural para mejorar la circulación sanguínea, reforzar la función inmunitaria, mantener un nivel óptimo del aporte nervioso a los órganos y tejidos afectados, ayudar a los músculos y los problemas de columna y articulaciones, los trastornos digestivos y el dolor crónico para que funcione correctamente el cuerpo, pero además diagnosticar y tratar problemas estructurales. Puede ayudar a calmar enfermedades que anteriormente no respondieron a la cirugía y la medicina, la artritis, alergias, cardiopatías, disfunciones respiratorias, dolor de cabeza, ciática, síndrome de fatiga crónica, hernias hiatales, hipertensión y trastornos neuríticos.

Tipos de terapia

- Articulación: se aplica un empujón para liberar el movimiento de la articulación afectada.
- Manipulación craneana: se aplican técnicas muy suaves y sutiles en el cráneo.
- Métodos de liberación posicional y funcional: se relajan y se liberan los espasmos musculares ocasionados por lesiones o esguinces.
- Movilización suave: se mueve lentamente cada articulación a través del rango de movilidad de la misma. Aumentar gradualmente el movimiento para continuar liberando las articulaciones de las restricciones.
- Otras técnicas en tejidos blandos: se relajan y liberan las restricciones en estos tejidos del cuerpo.
- Técnica de la energía muscular: se tensionan y liberan ciertos músculos para estimular la relajación.

En algunos casos es necesario enseñar métodos de respiración mejor para aminorar el estrés que experimentan ciertos músculos de la espalda y cuello cuando los patrones respiratorios son disfuncionales, o bien inducir la corrección postural para reducir el daño y la tensión que afecta a las articulaciones y tejidos blandos a través de la técnica de Alexander.

Técnica de Alexander

De acuerdo a su descubridor es un método fácil de aprender a concentrar la atención, en cómo es el comportamiento en las actividades cotidianas (al sentarse, ponerse de pie y moverse) y todas las dificultades que experimentan muchas personas al aprender, que el control de las acciones y el funcionamiento físico son causadas por los hábitos inconscientes, todo lo cual se relaciona con importantes problemas físicos y emocionales que interfieren con el equilibrio natural y la capacidad de aprender; tan sólo la relación correcta entre la cabeza, el cuello y la espalda es esencial para el movimiento y funcionamiento adecuado del cuerpo. De esta manera las técnicas permiten dejar de interferir con la coordinación innata del cuerpo para así poder realizar actividades más complejas, promover la salud en general, la viveza mental, por el simple hecho de eliminar conscientemente los hábitos perjudiciales que ocasionan el estrés físico y mental, pues regularmente en la posición corporal incorrecta, el cuello y la columna están comprimidos, lo que ejerce presión sobre los órganos internos y tensa los músculos de la espalda; así entonces, con sólo corregir la postura y guiar los movimientos necesarios generamos menos tensión, por la relajación de los músculos del cuello, la estimulación de la circulación linfática y sanguínea, la corrección de la postura física, la recuperación de la longitud correcta, la liberación de los pulmones y eliminación de la presión sobre los órganos internos y el aumento del aplomo, lo que mejora, a su vez, la autoestima.

Aromaterapia

Es una terapia que basa su poder curativo en los aceites esenciales que son extraídos de plantas y árboles aromáticos, comparte los mismos principios con la acupuntura, la reflexología y la medicina herbaria por lo que es una terapia complementaria en el tratamiento de las enfermedades ya que llevan al cuerpo a recuperar la salud. Los aceites pueden seleccionarse de acuerdo a la personalidad y los síntomas específicos de cada persona y usarse en el baño y vaporizaciones para liberar su aroma, o inhalarse para estimula los nervios olfativos, o diluyéndolos y aplicándolos en un masaje para que sean absorbidos por la piel; así, estos aceites pueden crear resultados efectivos sobre el flujo sanguíneo o directamente sobre las emociones; a través del efecto que éstos le causan al sistema circulatorio, los nervios del olfato y al cerebro, pueden afectar el humor, reducir la ansiedad, aliviar la fatiga y promover la relajación.

Aceites esenciales

- Alangilán: ayuda a tratar la ansiedad, es sedante, alivia la depresión, tonifica el sistema nervioso, ayuda a disminuir la irritabilidad e insomnio desencadenados por el estrés, equilibra las funciones corporales.
- Albahaca: estimula la circulación sanguínea, trata la retención de líquidos, el letargo y la depresión, vigoriza el cuerpo y el espíritu, refresca la mente, mejora la con-

centración, alivia el cansancio y tonifica los nervios después de una crisis estresante.

- Artemisa: calma la tensión nerviosa, la irritabilidad y el insomnio.
- Benjuí: calma y reconforta.
- Bergamota: alegra, relaja, alivia la depresión y equilibra el humor.
- Canela: fortalece el sistema inmunitario, alivia la fatiga mental, mejora la mala concentración y el agotamiento nervioso, ayuda a salir de la depresión.
- Castaño blanco: aclara la mente, aleja los pensamientos preocupantes y persistentes.
- Cayeputi: mejora el estado de ánimo y estimula el sistema inmunitario.
- Cedro: limpia, asienta la emotividad, estimulando la circulación, relaja el sistema nervioso, tonifica el organismo, desvanece los pensamientos pesimistas, la ansiedad, las obsesiones y los temores.
- Cilantro: alivia los músculos rígidos y adoloridos, refresca y estimula las funciones del organismo.
- Ciprés: refresca, restaura, tonifica, calma la tensión nerviosa, la irritabilidad y el insomnio.
- Corazoncillo: actúa contra los daños nerviosos.
- Enebro: limpia el organismo, calma las emociones y refuerza el sistema inmunitario.

- Geranio: relaja, restaura y mantiene la estabilidad emocional.
- Jazmín: relaja y reconforta emocionalmente, tranquiliza y eleva la autoconfianza.
- Jengibre: mitiga la confusión mental y ayuda a aliviar la fatiga y el agotamiento nervioso.
- Lavanda: ayuda a mitigar la ansiedad, relaja, tranquiliza, equilibra el cuerpo y la mente, alivia los músculos cansados.
- Limón: limpia el organismo, estimula la mente y el cuerpo.
- Mandarina: alivia la tensión nerviosa y el insomnio.
- Manzanilla: ayuda a tratar la ansiedad, tensión, dolor de cabeza e insomnio, calma y tranquiliza los nervios.
- Mejorana: regula el sistema nervioso, calma la tensión nerviosa, la irritabilidad y el insomnio.
- Melisa: tranquiliza la mente y el cuerpo.
- Naranja: calma, restaura y estimula el espíritu, alivia la tensión nerviosa, anima, aviva la mente, disipa la depresión, fomenta el sueño reparador y normaliza la tensión nerviosa.
- Nerolí: previene la depresión, alivia los síntomas del estrés, trata la ansiedad, la tensión nerviosa y los problemas relacionados con el estrés, ayuda a combatir el insomnio y tonifica el sistema nervioso.
- Pachulí: calma y estimula el espíritu.
- Palmarrosa: trata el agotamiento nervioso y los problemas relacionados con el estrés.

- Palo de rosa: relaja, combate los músculos cansados, equilibra y estabiliza los nervios.

- Petitgrain: relaja, tonifica el sistema nervioso, calma los problemas relacionados con el estrés como el insomnio y el agotamiento nervioso, previene la depresión ligera, la ansiedad, los estados de apatía, soledad y pesimismo.

- Pimienta negra: estimula y reconforta.

- Romero: tonifica el sistema nervioso, previene la depresión, mitiga los trastornos relacionados con el estrés y agotamiento, aclara la mente y mejora la concentración.

- Rosa: tonifica y seda el organismo, alivia la depresión, insomnio y tensión nerviosa, ayuda a mantener la autoconfianza.

- Tercianaria: fortalece y calma el sistema nervioso, alivia la ansiedad, dolor de cabeza por tensión, depresión, insomnio.

- Tilo: calma, refuerza los nervios, elimina la ansiedad, la irritabilidad y el insomnio, mejora la indigestión nerviosa.

- Toronja: refresca y estimula el espíritu, actúa contra el agotamiento nervioso.

- Valeriana: restaura los nervios, calma el corazón, los cólicos y la indigestión nerviosa, trata la ansiedad, confusión, migraña, insomnio y depresión por la ansiedad, ayuda a reducir la tensión por la reducción de tranquilizantes, alivia la tensión elevada por estrés.

- Verbena: restaura los nervios, alivia el agotamiento, la fatiga por exceso de trabajo, la depresión nerviosa, insomnio, ensoñación, melancolía, el desánimo, depresión y cansancio.
- Vetiver: relaja, mitiga el estrés, ansiedad, tensión nerviosa e insomnio.
- Viburno: relaja y trata las dolencias nerviosas.

Remedios

- Aceite de corazoncillo e infusión: mezclar perfectamente y aplicar un masaje en la espalda contra la tensión por estrés.
- Aceite de alangilán, polisandro, lavanda y ricino: mezclar tres gotas de cada uno, añadirlos al agua del baño caliente, sumergirse durante diez minutos contra los nervios y el estrés.
- Aceite de lavanda y naranja: mezclar unas gotas de cada aceite, agregar al agua del baño, su efecto alivia la tensión nerviosa y el insomnio.
- Aceite de petitgrain, bergamota y lavanda: mezclar cinco gotas de cada aceite y dar un masaje en el cuerpo para calmar el estrés y los estados nerviosos.
  - Aceite de tercianaria, valeriana y tila: mezclar unas gotas de cada aceite, trata el insomnio, sueño alterado y la ansiedad, por la disminución de tranquilizantes.
  - Aceite de verbena y tercianaria: mezclar unas gotas

de cada aceite, ayuda a relajar y sedar en caso de presiones en el trabajo.

- Almohadilla de hierbas 1: mezclar hierbas de lúpulo, espliego y hierba de san Juan, colocarla en de una bolsa pequeña de lino, depositarla bajo la funda de la almohada y colocar la cabeza sobre ella, su efecto relaja, tranquiliza y aplaca el estrés, nerviosismo e insomnio.

- Almohadilla de hierbas 2: mezclar hierbas de lúpulo, valeriana y hierba de san Juan, colocarla en una bolsa pequeña de lino, depositarla bajo la funda de la almohada y colocar la cabeza sobre ella, su efecto relaja, tranquiliza y mitiga el estrés, nerviosismo e insomnio.

- Almohadilla de hierbas 3: mezclar hierbas de lúpulo y espliego, colocar dentro de una bolsa pequeña de lino, depositarla bajo la funda de la almohada y recostar la cabeza sobre ella, su efecto relaja, tranquiliza y calma el estrés, nerviosismo e insomnio.

- Almohadilla de hierbas 4: mezclar hierbas de lúpulo, valeriana, milenrama, melisa y manzanilla, colocar dentro de una bolsa pequeña de lino, dejarla bajo la funda de la almohada y recostar la cabeza sobre ella,
- su efecto relaja, tranquiliza y calma el estrés, nerviosismo e insomnio.

- Almohadilla de hierbas 5: mezclar hierbas de melisa, valeriana, espliego y hierba de san Juan, colocar dentro de una bolsa pequeña de lino, colocar bajo la funda de la almohada y colocar la cabeza sobre ella, su efecto relaja, tranquiliza y calma el estrés, nerviosismo e insomnio.

- Almohadilla de lavanda: mezclar hierbas y aceite, colocar la mezcla en un bolsa pequeña de lino y meterla bajo la funda de la almohada, su efecto actúa contra los nervios, estrés e insomnio.

- Baño de manzanilla y lavanda: mezclar unas gotas de cada aceite, agregar al agua del baño, su efecto aleja el insomnio.

- Baño de tranquilidad: mezclar dos gotas de aceite de vetiver y lavanda, más cuatro de rosa en dos cucharaditas de aceite de almendras, verter en el agua del baño y relajarse durante diez minutos.

- Masaje relajante: combinar unas gotas de manzanilla, lavanda, rosa, nerolí y almendras, masajear suavemente antes de ir a dormir.

- Bombilla relajante: agregar aceite de lavanda en una bombilla, encender un rato antes de ir a dormir.

- Rescate de Bach: (ceresífera, heliantemo, impaciencia, clemátide y estrella de Belén) reequilibra el organismo después de cualquier alteración emocional o física. Tomar 4 gotas directamente sobre o bajo la lengua y disolver en agua, o tomar un baño con gotas de rescate. Repetir la dosis de acuerdo a las necesidades.

Alimentación

Todos los vegetales son tónicos indispensables para la salud; sin embargo, debido a los malos hábitos y/o los abusos de la alimentación, éstos pueden causar estrés, nervios e insomnio ya que la persona consume con demasiada frecuencia el azúcar, la cafeína, el alcohol, la sal, los refrescos, las harinas refinadas y muy pocos nutrientes, y la mala nutrición termina con el equilibrio general de los nutrimentos y la poca salud.

Las dietas que suprimen algunos alimentos básicos para la salud y el buen funcionamiento orgánico o mantener la dieta de 1,000 calorías permiten el descenso de los niveles de triptófano, una sustancia esencial para la creación de serotonina, un neurotransmisor que está implicado en la regulación del estado de ánimo, de este modo, cuando hay escasez de éste en el cerebro, aumenta la probabilidad de sufrir alteraciones anímicas que conducen hacia el estrés, nervios e insomnio. Lo que se complica, pues los estados nerviosos aumentan los niveles de colesterol en la sangre, esto se debe a que durante las épocas de estrés existe una tendencia a comer más alimentos con alto nivel de grasas saturadas y colesterol en la sangre.

Por las intolerancias a los alimentos y las sustancias químicas se acentúan los síntomas del estrés y nervios como la ansiedad, la depresión y las reacciones alérgicas, es decir son otro detonante que también termina con la poca salud y el estado de ánimo.

Los alimentos modifican el estado de ánimo actuando directamente sobre los niveles de la serotonina, así los que agotan la serotonina del sistema nervioso pueden bajar el estado de ánimo y causan depresión y ansiedad, en cambio los alimentos que mantienen los niveles normales de este neurotransmisor levantan el estado de ánimo. Ciertos alimentos y bebidas estimulan el organismo a un grado que crean cierto estado de adicción por la euforia que trae su consumo, esta estimulación puede ser placentera a corto plazo; sin embargo, si se consumen por tiempos prolongados la situación provoca daños no sólo en los nervios y el estado de ánimo, sino también en el sistema respiratorio, digestivo, circulatorio e incluso hormonal.

- Cafeína: es una droga que se encuentra en los alimentos y bebidas como el café, el té, el chocolate y el refresco de cola, es un estimulante que genera una reacción de estrés, lo que causa la elevación del nivel de adrenalina, por lo cual demasiada cafeína en el organismo incrementa la actividad de los músculos, el sistema nervioso y el corazón, que a su vez permiten la aparición del letargo, la ansiedad, la sobreestimulación, la migraña, el dolor de cabeza, las palpitaciones, la inestabilidad emocional, pero además contienen fosfatos que consumen el calcio del cuerpo por lo que aumentan el riesgo de osteoporosis en las mujeres, así como niveles altos de colesterol y la hipertensión.

- Alcohol: es una droga que estimula la secreción de adrenalina y que provoca estados nerviosos como la tensión nerviosa, la irritabilidad, el estrés y el insomnio, pero además aumenta los depósitos de grasa en el corazón, así disminuye la producción de defensas en el sistema inmunitario, inhibe la capacidad del hígado para desintoxicarse de hormonas durante una crisis de estrés y afecta la médula de los huesos.

- Tabaco: es una droga adictiva que causa cáncer principalmente en pulmón, vejiga urinaria, boca y dedos de la mano con que toman el cigarro, estimula el desarrollo de la hipertensión, el colesterol alto, las enfermedades respiratorias y los problemas cardiacos.

- Azúcar: es un carbohidrato que cuando es refinado y tomado abundantemente causa agotamiento de las glándulas suprarrenales, lo cual intensifica la depresión, la falta de concentración y la irritabilidad, pero además produce disminución de la función inmunitaria, aumenta el riesgo de cardiopatías, agrava la conducta hiperactiva en los niños, los niveles altos de azúcar en la sangre, la tensión en el páncreas, la diabetes, las caries dentales, la obesidad y la inestabilidad emocional.

- Sal: es una sustancia que inhibe el sentido del gusto, causa un funcionamiento deficiente de las glándulas suprarrenales, la hipertensión y la inestabilidad emocional.

- Grasas: tan sólo las grasas hidrogenadas contienen ácidos transgrasos que inhiben el metabolismo normal esencial de los ácidos grasos y afectan la función normal hepática y los niveles de grasa en la sangre, contribuyen al desarrollo de cáncer de pecho, colon y próstata.

Así, los alimentos dañinos para el sistema nervioso son el azúcar refinada, el refresco comercial, las harinas, las pastas de cereal refinado, las grasas procesadas, y grasas hidrogenadas como la margarina, los alimentos fritos, los escabeches, los adobos de conserva, el exceso de carne, los moluscos y crustáceos, el tocino, los embutidos y las bebidas alcohólicas que tienden a promover la secreción de adrenalina, lo que disminuye la tolerancia del organismo hacia el estrés y produce un efecto negativo en la salud del sistema cardiovascular.

Alimentos que aportan féculas y azúcares

- Legumbres: lenteja, garbanzo, judías, chícharo.
- Frutas secas: manzana, durazno, pera.
- Cereales: trigo, centeno, cebada y maíz.
- Pan integral
- Papa
- Castaña
- Almendra
- Dátil
- Miel

Alimentos que aportan grasas

- Leche y sus derivados
- Aceituna
- Aceite de olivo, sin refinar
- Vegetales

Alimentos que aportan proteínas

- Carne roja y aves
- Pescado
- Productos lácteos
- Huevo
- Cereales: trigo, maíz, centeno, avena, mijo.
- Leguminosas: judías, chícharo, habas, garban
  zo, lenteja, nueces, almendra, etcétera.
- Soya: tofú, carne, frijoles, germinados.
- Champiñones
- Frutos secos

Alimentos que aportan vitaminas y minerales

- Frutas: aguacate, arándano, betabel, cereza,
  fresa, granada, higo, etcétera.
- Vegetales: aceituna, acelga, ajo, apio, berenjena, cebolla,
  coliflor, pepino, etcétera.
- Carne
- Pescado

- Cereales: trigo, maíz, centeno, avena, mijo.
- Leguminosas: judías, chícharo, habas, garban
  zo, lenteja, nueces, almendra, etcétera.
- Soya: tofú, carne, frijoles, germinados.

Propiedades de los alimentos

Una alimentación natural y equilibrada que aporte las vitaminas, minerales, azúcares, féculas, proteínas y grasas necesarias para los nervios, que además promueva la buena condición física, la energía, la nutrición de los músculos, el mejoramiento de la oxigenación y circulación, el refuerzo del sistema inmunitario, del cuerpo y del sentimiento de tranquilidad, en conjunto propicia que el organismo sea capaz de afrontar con más eficacia los nervios, el estrés y el insomnio.

- Aceituna: protege contra el ataque de los radicales libres, fortalece el corazón, calma y reduce la inflamación y el dolor. Cocinar y aderezar las ensaladas con aceite prensado en frío para favorecer la salud del organismo.
- Acelga: revitaliza el cerebro y los nervios, nutre las células cerebrales y nerviosas, actúa contra el nerviosismo, agotamiento y falta de concentración, fortalece el sistema nervioso, mejora el estado de ánimo. El jugo con limón protege contra el cáncer.
- Agua: limpia el organismo de toxinas y humores. Tomar ocho vasos de agua al día para limpiar el organismo.

- **Aguacate:** previene del ataque de los radicales libres productores de artritis, cáncer, estrés y del envejecimiento, reduce el colesterol, bloquea treinta carcinógenos diferentes, fortalece el cerebro. Comer la pulpa como aderezo para calmar los nervios.

- **Ajo:** previene del ataque de los radicales libres productores de artritis, cáncer, estrés y del envejecimiento, fortalece el sistema inmunitario, estimula la circulación, previene infecciones, disminuye la probabilidad de ataques cardiacos, previene el estado de agotamiento, levanta el ánimo, calma y tranquiliza el cerebro. Comer dos o tres dientes al día para desintoxicar el organismo.

- **Albahaca:** previene del ataque de los radicales libres productores de artritis, cáncer, estrés y del envejecimiento. Condimentar las comidas para estimular la digestión y la salud.

- **Almendra:** fortalece el sistema nervioso. La leche de almendras combate enfermedades nerviosas y la debilidad.

- **Apio:** reduce la presión sanguínea, protege contra el cáncer, elimina toxinas, calma el nerviosismo, previene le insomnio y favorece el sueño reparador. Comer cuatro tallos, al día, en sopa o jugo para estimular la salud del sistema circulatorio.

- **Arándano:** combate el envejecimiento prematuro. El jugo mineraliza el organismo.

- Arroz: protege contra el cáncer, reduce el colesterol. Comer una ración de arroz cocido al día para limpiar el organismo.

- Avena: relaja y tonifica el sistema nervioso, reduce el nivel de colesterol, estabiliza el azúcar en la sangre, ayuda a controlar la actividad hormonal, protege contra el cáncer, limpia interna y externamente, combate la depresión, estrés y trastornos nerviosos, favorece el tratamiento de las adicciones. Hervir una cucharada de avena sin refinar y cocerla en 250 ml. de agua durante unos minutos, escurrir y comerla, o bien utilizar la tintura de avena para tonificar los nervios, aliviar la fatiga, el estrés, las adicciones y los trastornos de la alimentación y reducir el colesterol.

- Azúcar: morena o mascabado; seda, calma, tranquiliza y combate la depresión y la debilidad acentuada. Consumir una cucharadita en caso de agotamiento causado por estrés.

- Berenjena: alivia el cáncer, ayuda a reducir el colesterol y contrarresta los efectos nocivos de los alimentos grasos. Comer pulpa de berenjena cocida para limpiar las arterias.

- Betabel: limpia el hígado, riñones, vesícula biliar, colon y próstata. El jugo elimina las impurezas y toxinas generadas por el consumo de harinas y azúcares refinados.

- Brócoli: previene del ataque de los radicales libres productores de artritis, cáncer, estrés y del envejecimiento, estimula las funciones del sistema inmunitario, acelera el proceso de eliminación del estrógeno, reduce el colesterol, controla la inquietud nerviosa, la irritabilidad y los trastornos del sueño, fortalece el corazón y sistema circulatorio. Comerlo crudo o ligeramente cocido para prevenir el estrés y nerviosismo.

- Castaña: reconstituye los tejidos gastados, mantiene la salud de todos los tejidos, fortalece el sistema nervioso, protege el cerebro y el organismo en caso de estrés. Comerla asada, cocida, rallada o en puré para fortalecer el trabajo intelectual.

- Cebada: protege contra el cáncer y reduce el colesterol. Comerla en forma de pan integral.

- Cebolla: previene del ataque de los radicales libres productores de artritis, cáncer, estrés y del envejecimiento, reduce el colesterol, regenera y mantiene en buen estado el sistema nervioso, calma y tranquiliza el cerebro, previene el estado de agotamiento y el insomnio, neutraliza el exceso de colesterol y estimula la circulación. Comer cebolla rebanada con jugo de limón y un poco de aceite de olivo para estimular la salud del organismo.

- Cereza: protege contra el insomnio, ayuda al triptófano a atravesar la barrera hemotoencefálica, a sintetizar el neurotransmisor serotonina y a transformar el neurotransmisor mencionado en hormona del sueño, melatonina. Comer en crudo y en jugo contra el insomnio.

- Ciruela: alivia la alergia alimenticia y la debilidad, protege contra los trastornos del sueño, disminuye el colesterol, ayuda al triptófano a atravesar la barrera hemotoencefálica, a sintetizar el neurotransmisor serotonina y a transformar este neurotransmisor serotonina en hormona del sueño, melatonina. Comer ciruelas hidratadas para favorecer la digestión, en crudo y en jugo ayuda a prevenir el insomnio.

- Clavo: previene del ataque de los radicales libres productores de artritis, cáncer, estrés y del envejecimiento, reduce el dolor, calma y tranquiliza el cerebro. Condimentar las comidas para estimular la digestión y la salud.

- Coco: fortalece el cerebro, alivia las enfermedades nerviosas, debilidad, falta de memoria y fortalece el tejido nervioso. La pulpa trata las enfermedades nerviosas, el agua de coco fortalece el cerebro y la leche calma a los enfermos de los nervios.

- Col de Bruselas: previene del ataque de los radicales libres productores de artritis, cáncer, estrés y el envejecimiento, regula el estrógeno, actúa contra el agotamiento y falta de energía, mejora la capacidad de concentración y el estado de ánimo, alivia el estrés y tensión nerviosa, fortalece el sistema inmunitario. Comer las coles hervidas al menos una vez por semana contra el daño del estrés.

- Col: previene del ataque de los radicales libres productores de artritis, cáncer, estrés y del envejecimiento, estimula las funciones del sistema inmunitario. El jugo ayuda a desintoxicar el hígado.

- Coliflor: protege contra el cáncer y regula el sistema hormonal. Comerla cruda o ligeramente cocida contra el estrés y nerviosismo.

- Comino: previene del ataque de los radicales libres productores de artritis, cáncer, estrés y del envejecimiento, regula el estrógeno, calma y tranquiliza el cerebro. Condimentar las comidas para estimular la digestión y la salud.

- Chícharo: remineraliza el organismo, actúa contra la debilidad intelectual o física y el nerviosismo. Comer el chícharo en crudo para aprovechar sus propiedades nutricionales.

- Chile: protege contra los radicales libres, previene el estado de agotamiento y estimula la circulación y alivia el dolor de cabeza. Se aplica en forma de inhalación y condimenta las comidas para estimular la digestión y la salud.

- Espárragos: previene del ataque de los radicales libres productores de artritis, cáncer, estrés y del envejecimiento. El jugo remineraliza el cerebro.

- Espinacas: previene del ataque de los radicales libres productores de artritis, cáncer, estrés y del envejecimiento, estimula las funciones del sistema inmunitario, reduce el colesterol y a transformar el neurotransmisor serotonina en hormona del sueño, la melatonina. Comer la cruda o semicocida para estimular la salud del sistema nervioso.

- Fresa: fortalece el sistema nervioso e inmunitario, desintoxica el organismo y reduce la tensión ligeramente alta. Tomar en infusión contra los nervios y las infecciones.

- Granada china: fortalece el sistema inmunitario y actúa contra el estrés. Comer la pulpa antes de ir a dormir para tonificar el estómago.

- Higo: combate la fatiga, mejora el estado de ánimo, elimina el nerviosismo, fortalece los nervios y el cerebro. Tomar en jugo o infusión para remineralizar el organismo, la pulpa nutre los nervios.

- Huevo: previene el estado nervioso. Incluir en la alimentación sólo dos huevos a la semana.

- Jengibre: previene la depresión y ansiedad, calma y tranquiliza el cerebro. Condimentar las comidas para estimular la digestión y la salud.

- Jitomate: previene del ataque de los radicales libres productores de artritis, cáncer, estrés y del envejecimiento, trata el dolor de cabeza y las enfermedades nerviosas. Comer en ensaladas para prevenir los daños de los radicales libres.

- Judía: revitaliza, previene la irritabilidad, falta de concentración, nerviosismo y agotamiento. Comerla en ensalada o sopa para prevenir el nerviosismo.

- Leche: ayuda a conservar la salud de los tejidos musculares y nerviosos, previene la irritabilidad invernal por la disminución de la absorción de calcio. Tomar un vaso de leche a diario para devolver la energía al organismo.

- Lechuga: previene del ataque de los radicales libres productores de artritis, cáncer, estrés y del envejecimiento, utiliza el sistema inmunitario, desaparece la sensación de agotamiento, refuerza los nervios, mejora la capacidad de concentración, oxigena las células del organismo y actúa sobre las neuronas. Tomar el jugo antes de ir a dormir o comer dos hojas por la noche para relajar y evitar el insomnio.

- Lima: fortalece el sistema nervioso. Tomar el jugo en ayunas para desintoxicar el organismo.

- Mandarina: relaja el sistema nervioso y limpia la sangre. Las flores en infusión y la cáscara masticada de mandarina fortalecen el sistema nervioso, tomar una tacita de este té en ayunas o antes de acostarse.

- Manzana: tonifica el cerebro, trata el insomnio, nerviosismo y cefalea, limpia el organismo. Comer manzanas a diario para depurar el hígado y revitalizar el sistema nervioso.

- Mejorana: previene del ataque de los radicales libres productores de artritis, cáncer, estrés y del envejecimiento, calma y tranquiliza el cerebro. Condimentar las comidas para estimular la digestión y la salud.

- Melocotón: fortalece el sistema inmunitario, protege las células del organismo y contra los radicales libres, refuerza el sistema cardiovascular, actúa contra el estrés, mejora el estado del espíritu, libera la intranquilidad, controla el nerviosismo y los sentimientos de temor. Tomar el jugo en el desayuno para mejorar el estado de ánimo.

- Melón: fortalece el sistema nervioso, ayuda a eliminar los desechos tóxicos. Comer la pulpa en ayunas para calmar los nervios.

- Miel: equilibra las acumulaciones de ácidos en el cuerpo, alivia infecciones y seda, tranquiliza y estimula el sueño. Disolver la miel en leche caliente para calmar suavemente los estados nerviosos.

- Naranja: previene del ataque de los radicales libres productores de artritis, cáncer, estrés y del envejecimiento, levanta el ánimo, mejora la capacidad de concentración, reduce la tensión arterial, fortalece el sistema inmunitario y el sistema nervioso. La infusión de flores tonifica y calma los nervios, comer una naranja para revitalizar el organismo.

- Nueces: protegen contra el cáncer y otras enfermedades del corazón, repara los tejidos. Comer en lechada para fortalecer el cerebro.
- Pan integral: nutre y mantiene la salud del sistema nervioso, favorece el funcionamiento regular de los sistemas corporales. Comer pan durante la crisis de estrés para calmar la tensión nerviosa.
- Pera: limpia la sangre, favorece la digestión, mejora el funcionamiento de los riñones y elimina los líquidos retenidos en los tejidos. Pulpa y agua ayudan a mineralizar el organismo.
- Perejil: calma y tranquiliza el cerebro, desintoxica de agentes carcinógenos. Condimentar las comidas para estimular la digestión y la salud.
- Pescado: previene del ataque de los radicales libres productores de artritis, cáncer, estrés y del envejecimiento, previene de las enfermedades cardiacas. Comer al menos dos veces por semana para estimular la salud cardiovascular.
- Pimienta: previene del ataque de los radicales libres productores de artritis, cáncer, estrés y del envejecimiento. Condimentar las comidas para estimular la digestión y la salud.
- Plátano: estabiliza la serotonina, evita la depresión, controla el estrés, alivia los trastornos del sueño, seda, protege el

sistema nervioso, aminora el nerviosismo, agotamiento, trastornos digestivos y cardiacos y regula el estado de ánimo. Comer un plátano en el desayuno o la merienda, entre comidas o antes de comer.

- Sandía: previene del ataque de los radicales libres productores de artritis, cáncer, estrés y del envejecimiento, ayuda a limpiar los tejidos y la sangre, mineraliza, protege los riñones y reduce la presión elevada. El jugo ayuda a mineralizar el organismo.

- Soya: rejuvenece las células, mejora la capacidad de concentración y de memoria, actúa contra el agotamiento, falta de energía e ilusión, seda, alivia el nerviosismo y sentimientos de temor. Consumir la carne, la leche, la salsa de soya y el tofú para prevenir el nerviosismo.

- Toronja: limpia el sistema digestivo y urinario, respalda las funciones del proceso inmunitario, equilibra el sistema nervioso, reduce el colesterol y previene el cáncer. El jugo limpia las toxinas alojadas en el organismo, el masaje con aceite vivifica el sistema inmunológico.

- Uva: limpia la sangre, reduce los ataques súbitos de tensión alta, actúa contra el agotamiento, nerviosismo y depresión, refuerza las células nerviosas. La pulpa en ayunas purifica el organismo, el jugo en la mañana o la noche mejora la digestión y alivia el nerviosismo.

- Yoghurt: estimula las funciones del sistema inmunitario. Consumir a diario para estimular la salud del sistema digestivo.

- Zanahoria: aporta energía, limpia y desintoxica, previene el cáncer, disminuye el colesterol, alivia trastornos respiratorios, ayuda a tratar algunas disfunciones glandulares y fortalece el sistema inmunitario. El jugo ayuda a mitigar los efectos del estrés y la fatiga.

Dieta controladora de la alergia alimentaria y los estados nerviosos

Día 1

- Desayuno: 300 ml de jugo de fruta.
- Comida: 100 gr de sopa de arroz, 150 gr de carne magra de cordero, 100 gr de papas al horno y 200 gr de fruta.
- Merienda: jugo de fruta (combinación de no más de dos).
- Cena: 200 gr de alcachofas cocidas, 150 gr de carne molida guisada, 200 gr de fruta.

Día 2

- Desayuno: 300 ml de jugo de fruta.
- Comida: 150 gr de puré de papa, 150 gr de filete con ensalada de lechuga, manzana asada.
- Merienda: jugo de vegetales (combinación de no más de dos).
- Cena: sopa juliana, 100 gr de pescado con papas cocidas, 200 gr de fruta.

Día 3

- Desayuno: 300 ml de jugo de fruta.
- *Comida:* ensalada de lechuga y espárragos, 150 gr de pollo con papas, chícharos y zanahorias, 200 gr de piña.
- Merienda: jugo de frutas (combinación de no más de dos).
- Cena: puré de legumbres, 150 gr de filete a la plancha, 100 gr de papas al horno, 200 gr de fruta.

Día 4

- Desayuno: 300 ml de jugo de fruta.
- Comida: sopa de tapioca, 150 gr de carne magra de ternera a la plancha con alcachofas, 200 gr de fruta.
- Merienda: jugo de vegetales (combinación de no más de dos).

- Cena: caldo de verduras, 50 gr de arroz cocido, 150 gr de carne magra con ensalada, 200 gr de fruta.

Día 5

- Desayuno: 300 ml de jugo de fruta.
- Comida: sopa de verduras, 150 gr de carne magra con puré de chícharos, zanahoria y manzana asada.
- Merienda: jugo de frutas (combinación de no más de dos).
- Cena: puré de papa, 150 gr de carne magra de pollo, ensalada verde, 200 gr de fruta.

Día 6

- Desayuno: 300 ml de jugo de fruta.
- Comida: ensalada de papa, chícharos, espárragos y zanahorias aderezada con vinagre, 100 gr de pescado, 200 gr de fruta.
- Merienda: jugo de vegetales (combinación de no más de dos).
- Cena: sopa juliana, 150 gr de carne magra de ternera, ensalada, 200 gr de fruta.

Día 7

- Desayuno: 300 ml de jugo de fruta.
  Comida: 100 gr de arroz cocido, 100 gr de carne con

alcachofas, chícharos y espárragos, 200 gr de fruta.

- Merienda: jugo de frutas (combinación de no más de dos).
- Cena: puré de lentejas, 150 gr de carne magra de cordero, papas cocidas, 200 gr de fruta.

Dieta depresora del colesterol y controladora de los estados nerviosos

Día 1

- Desayuno: 200 ml de leche sin endulzar, 200 gr de fruta o jugo.
- Comida: ensalada cruda de chícharos, zanahoria, papa y pimiento rojo, 150 gr de carne magra de ternera asada, ensalada de lechuga, 200 gr de fruta, 50 gr de pan integral.
- Merienda: jugo de frutas (combinación de no más de dos), té sin endulzar.
- Cena: 200 gr de alcachofas aderezadas con vinagre, 100 gr de pescado con ensalada de lechuga, 200 gr de fruta, 50 gr de pan integral.

Día 2

- Desayuno: 200 ml de leche sin endulzar, 200 gr de fruta o jugo.
- Comida: 150 gr de arroz con champiñones, 2 pimientos rellenos de carne molida, 200 gr de fruta, 50 gr de pan integral.
- Merienda: jugo de frutas (combinación de no más de dos), té sin endulzar.
- Cena: 200 gr de coliflor, 100 gr de pescado con arroz y champiñones, 50 gr de queso fresco, 200 gr de fruta, 50 gr de pan integral.

Día 3

- Desayuno: 200 ml de leche sin endulzar, 200 gr de fruta o jugo.
- Comida: 200 gr de coliflor en caldillo, 150 gr de pollo a la plancha con ensalada de lechuga y jitomate, 200 gr de fruta, 50 gr de pan integral.
- Merienda: jugo de frutas (combinación de no más de dos), té sin endulzar.
- Cena: 200 gr de espinacas, 100 gr de croquetas con ensalada de lechuga, 200 gr de fruta, 50 gr de pan integral.

Día 4

- Desayuno: 200 ml de leche sin endulzar, 200 gr de fruta o jugo.
- Comida: 200 gr de coles de Bruselas en salsa de bechamel, 100 gr de carne magra de ternera con arroz cocido, 200 gr de fruta, 50 gr de pan integral.
- Merienda: jugo de frutas (combinación de no más de dos), té sin endulzar.
- Cena: crema de puerro, 100 gr de pescado guisado, 200 gr de fruta, además 50 gr de pan integral.

Día 5

- Desayuno: 200 ml de leche sin endulzar, 200 gr de fruta o jugo.
- Comida: empanada de alcachofa, espárragos y chícharos, tortilla de champiñón, 200 gr de fruta, 50 gr de pan integral.
- Merienda: jugo de frutas (combinación de no más de dos), té sin endulzar.
- Cena: 25 gr de sopa de pasta, 100 gr de carne magra de ternera con arroz, 200 gr de fruta, 50 gr de pan integral.

Día 6

- Desayuno: 200 ml de leche sin endulzar, 200 gr de fruta o jugo.
- Comida: 200 gr de judías con salsa de tomate, 150 gr de carne magra de ternera con chícharos y zanahorias, 200 gr de fruta, 50 gr de pan integral.
- Merienda: jugo de frutas (combinación de no más de dos), té sin endulzar.
- Cena: 200 gr de col, tortilla de espárragos, 50 gr de queso fresco, 200 gr de fruta, 50 gr de pan integral.

Día 7

- Desayuno: 200 ml de leche sin endulzar, 200 gr de fruta o jugo.
- Comida: ensalada de lechuga, jitomate, espárragos y atún, 150 gr de carne magra de pollo a la plancha, 200 gr de fruta, 50 gr de pan integral.
- Merienda: jugo de frutas (combinación de no más de dos), té sin endulzar.
- Cena: 25 gr de sopa de fideo, 100 gr de pescado con espárragos y champiñones, 200 gr de fruta, 50 gr de pan integral.

Dieta controladora de la obesidad y estados nerviosos.

Día 1

- Desayuno: 200 ml de leche sin endulzar, $^1/_2$ manzana.
- Comida: ensalada de apio, ejotes y perejil, $^1/_2$ taza de yoghurt.
- Cena: ensalada variada, huevo con champiñones, manzana hervida.
- Antes de acostarse: infusión de rabos de cereza.

Día 2

- Desayuno: 200 ml de leche sin endulzar, $^1/_2$ naranja.
- Comida: ensalada de zanahorias ralladas, verduras al vapor, 1 melocotón.
- Cena: ensalada de verduras, queso magro, cerezas crudas.
- Antes de acostarse: infusión de rabos de cereza.

Día 3

- Desayuno: 200 ml de leche sin endulzar, 1 huevo pasado por agua.
- Comida: espinacas hervidas, 1 tortilla de champiñones, 1 naranja.
- Cena: queso magro, pera hervida.
- Antes de acostarse: infusión de rabos de cereza.

Día 4

- Desayuno: 200 ml de leche sin endulzar, $^1/_2$ pera.
- Comida: ensalada de verduras, 1 huevo duro.
- *Cena:* coliflor hervida, cebolla cocida, 1 manzana hervida.
- Antes de acostarse: infusión de rabos de cereza.

Día 5

- Desayuno: 200 ml de leche sin endulzar, naranja.
- Comida: ensalada de rábano, una papa horneada, coles guisadas.
- Cena: ensalada de verduras, 50 gr de queso magro, pera.
- Antes de acostarse: infusión de rabos de cereza.

Día 6

- Desayuno: 200 ml de leche sin endulzar, fruta.
- Comida: ensalada de espárrago, endibias y zanahoria rallada, coliflor al horno.
- Cena: acelgas al vapor, dos manzanas cocidas, yoghurt.
- Antes de acostarse: infusión de rabos de cereza.

Día 7

- Desayuno: 200 ml de leche sin endulzar, un plato de fruta (combinación de no más de dos).
- Comida: jitomate salteado, tortilla de espárragos, 1 fruta.
- Cena: coles de Bruselas, queso gruyere, dos mandarinas.

• Antes de acostarse: infusión de rabos de cereza.

Complementar las dietas con ejercicio como gimnasia, así como con lo siguiente.

Sugerencias alimenticias

• No comer más de tres huevos a la semana, incluyendo los que se usan para otros platos.

• Evitar los azúcares artificiales como el azúcar refinada, o dulces y caramelos.

• Elegir las grasas más naturales, como el aceite de oliva, la leche y sus derivados.

• Evitar las grasas industriales como la manteca.

• Comer solamente la cantidad y tipo de alimentos que mantengan el peso y volumen en sus justas proporciones de acuerdo a la edad y estatura.

• Variar la alimentación tanto como sea posible.

• Elegir alimentos en su estado más natural, sin sustancias artificiales y sin refinamientos.

• No realizar ninguna dieta de adelgazamiento, a menos que el médico lo indique.

• La alimentación debe ayudar a mantener el cuerpo en forma, aportándole las sustancias nutritivas, vitamínicas y caloríficas.

- Los alimentos deben ser masticados perfectamente, para ayudar a la buena digestión de los mismos.
- Practicar el ayuno de frutas para ayudar a limpiar el organismo de toxinas que favorecen la presencia de estados nerviosos.
- Limitar el consumo de carnes de órganos animales y crustáceos.
- Evitar freír los alimentos sumergiéndolos en grasa.
- Restringir el consumo de carnes embutidas.
- Evitar el alcohol, la cafeína y los aditivos en la comida.
- Mantener una dieta con alimentos frescos, integrales, con alto contenido de carbohidratos con menos del 12% de azúcares simples, las cuales deben provenir de las frutas, moderadas proteínas y baja en grasas.
- Reducir el consumo de alcohol.
- Evitar la cafeína en todas sus formas (té, café, alcohol y chocolate).
- Comer un refrigerio rico en proteínas antes de acostarse como yoghurt o leche.

Con las dietas anteriores aparte de desaparecer algunos factores detonantes de los estados nerviosos es posible eliminar el colesterol y la obesidad que, a su vez desencadenan el nerviosismo, el estrés y el insomnio.

Suplementos nutricionales

Los nervios, el estrés y el insomnio, reducen los niveles nutricionales del organismo y un cuerpo mal nutrido es más susceptible a las enfermedades y la falta de salud genera una mayor necesidad de nutrientes, lo que a su vez también genera estrés, es decir se forma un círculo vicioso que termina minando la poca salud, al grado de aumentar la probabilidad de que por la tensión nerviosa se manifiesten las ulceraciones gástricas y duodenales, colitis ulcerativa, el síndrome del intestino irritable; por la ansiedad se produce la liberación de adrenalina y estimula la sobreproducción de ácido clorhídrico resultando en un estado de acidez que aumenta el dolor de la úlcera inflamada, y por la depresión la secreción de ácido clorhídrico se reduce causando la mala digestión y mala absorción, lo cual produce deficiencias vitamínicas, como la vitamina B6 que es eliminada, rápidamente, durante el periodo de estrés y es necesario reemplazarla regularmente para evitar daños al sistema inmunológico, a la absorción de proteínas y grasas, eliminación de líquidos y absorción de vitamina B12 (piridoxina) encargada de mantener el sistema nervioso y mejorar la memoria y concentración.

Así entonces, de acuerdo a los daños que el nerviosismo, el estrés y el insomnio le provocan al organismo, es que es necesario el aporte de algunos nutrientes, tanto en forma natural como en suplementos para evitar que continúe el detrimento de la salud física y mental.

Nutrientes

- Acido fólico: es un nutriente que ayuda a las células del cuerpo a multiplicarse y dividirse, es fundamental en el desarrollo tisular (ayuda a las células del cuerpo a multiplicarse y dividirse) y la producción de material genético de una célula: el ADN, ayuda a evitar algunos tipos de cáncer, disminuye el riesgo de sufrir trastornos cardiovasculares y protege contra la anemia. El suministro recomendado en hombres es de 200 mcg y en mujeres es de 180 mcg, cantidades que se pueden obtener del consumo de germen de trigo, naranja, huevo, leche, frijol, espinacas, espárragos y brócoli.

- Acido pangámico: también llamado vitamina B15, aunque es un antioxidante capaz de estimular el transporte de oxigeno desde los pulmones a la sangre y de ésta a los músculos y órganos vitales, desintoxica de toxinas y radicales libres, estimula las hormonas antiestrés, alarga la vida celular, reduce la ansiedad por el alcohol, refuerza el cuerpo contra el estrés y reduce el colesterol. El suministro recomendado es de 50 mg cantidad que se puede obtener del consumo de cereales integrales, semillas de calabaza y sésamo, levadura de cerveza.

- Acido pantoténico: ayuda a restablecer el funcionamiento de las glándulas suprarrenales, previene el insomnio, estrés, depresión, fatiga, debilidad muscular y nerviosismo, disminuye los niveles de colesterol y triglicéridos. El suministro recomendado es de 4 a 7 mg cantidad que se puede obtener del consumo de champiñones, aguacate, brócoli, granos integrales, cacahuates, almendras, lentejas, soya y huevo.

- Aminoácido fosfatidilserina: ayuda al hipotálamo a regular la cantidad de cortisona que producen las glándulas suprarrenales, reduce los niveles altos de cortisona provocados por el estrés.
- Aminoácido L-tirosina: no es un aminoácido esencial, participa en los neurotransmisores cerebrales importantes, aporta energía, contribuye a aliviar el estrés, permite afrontar mejor las situaciones de estrés, alerta, alivia la ansiedad y las incomodidades físicas, actúa como antidepresivo, mitiga el síndrome premenstrual, ayuda en el tratamiento de las adicciones. El suministro recomendado es mejor combinarlo con 25 mg de piridoxina.
- Aminoácido L-triptófano: nutriente que ayuda a producir el neurotransmisor serotonina que regula e induce el sueño. El suministro recomendado es de 500 mg combinado con piridoxina, cantidad que se puede obtener del requesón, leche, plátano, pescado y carne.
- Betacaroteno: antioxidante que previene del ataque de los radicales libres productores de la artritis, el cáncer, el

estrés, el envejecimiento, los ataques cardiacos, de los accidentes cerebrales y fortalece el sistema inmunitario. El suministro recomendado es de 15 mg cantidad que se puede obtener del consumo de la zanahoria, albaricoques, col y espinacas, toronja, mango, lechuga y brócoli.

- Calcio: es un protector de los huesos capaz de favorecer la regulación de las contracciones musculares, los latidos del corazón y la coagulación, combate la osteoporosis, calma el insomnio, baja la presión arterial moderadamente alta, alivia los síntomas menstruales y reduce el riesgo de contraer cáncer colorrectal. El suministro recomendado es de 600 mg cantidad que se puede obtener del consumo de leche, queso, yoghurt, espinacas, brócoli, espárragos, salmón y sardina.

- Cobalamina: es un nutriente que favorece la elaboración de sangre y la salud del sistema nervioso, contrarresta el cansancio, revierte síntomas neurológicos como la pérdida de memoria, el equilibrio, la debilidad muscular y el adormecimiento de pies, evita la anemia, actúa contra el insomnio. El suministro recomendado es de 25 mg suplementado con 100 mg de ácido pantoténico cantidad que se puede obtener del consumo de carne de res, cereales integrales, germen de trigo, cacahuates, plátano, semillas de girasol, atún e hígado.

- DHEA: es una hormona que previene y trata el cáncer, alarga la vida, actúa contra el envejecimiento, reduce el estrés y mejora el sistema inmunitario. El suministro recomendado en caso de deficiencia en hombres es de 180 mg y en mujeres es de 130 mg cantidades que se pueden obtener del consumo de ñame silvestre mexicano.
- Fósforo: fortalece el cerebro, nutre las neuronas, produce energía, aumenta la resistencia, combate la fatiga, previene la debilidad, agotamiento del cerebro y los nervios. El suministro recomendado es de 800 mg cantidad que se puede obtener del consumo del pescado, cereales, germen de trigo, frutos secos, huevo, lácteos y levadura.
- Glutatión: es un antioxidante que previene la peroxidación de las grasas y actúa como enzima para desactivar los radicales libres, protege contra el cáncer, la enfermedad cardiaca, las cataratas y el asma, desintoxica el organismo. Se puede obtener del consumo de la toronja, naranja, fresa, durazno, papa blanca, calabaza, coliflor, brócoli y carne magra.
- Hierro: es un nutriente que previene el cansancio, el agotamiento, la anemia y los estados depresivos, normaliza el estado de ánimo, estimula el sistema inmunitario, aumenta los niveles de resistencia y ayuda a superar la depresión. El suministro en hombres es recomendado de

10 mg. y en mujeres de 15 mg. cantidad que se puede obtener del consumo de carne, pescado, tofú, semillas de calabaza, papas, chícharos y frijoles.

- Inositol: no es una vitamina, ayuda a prevenir la ansiedad y la tensión, impulsa el sueño natural, trata los trastornos nerviosos. El suministro recomendado es de 1,000 mg de mioinositol cantidad que se puede obtener del consumo de arroz integral, germen de trigo, cítricos, frutos secos, lecitina e hígado.

- Magnesio: es un nutriente que ayuda a inducir el sueño. El suministro recomendado es de 250 mg cantidad que se puede obtener de las algas kelp, salvado de trigo, almendras, nueces de la India y levadura de cerveza.

- Manganeso: ayuda al triptófano a atravesar la barrera hemotoencefálica y a sintetizar el neurotransmisor serotonina en hormona del sueño, melatonina, protege contra cardiopatías y otras enfermedades degenerativas. El suministro recomendado es entre 2 y 5 mg, cantidad que se puede obtener de los cereales de granos integrales, nueces, frutas y hortalizas de color verde.

- Piridoxina: es un nutriente necesario para la producción de anticuerpos y de células blancas, absorción de vitamina B12, el funcionamiento de más de 60 enzimas y la síntesis proteínica, protege contra algunos tipos de cáncer, alivia los síntomas del síndrome premenstrual y la menopausia, cura algunas formas de infertilidad, previene la inflamación cutánea, frena la diabetes, previene trastornos nerviosos, la irritabilidad, reduce los síntomas de las contracciones nerviosas y de ataques epilépticos, alivia las náuseas y ayuda al triptófano a atravesar la barrera hematoencefálica, sintetizar el neurotransmisor serotonina y a transformar a este neurotransmisor en hormona del sueño, melatonina. El suministro recomendado es de 50 a 100 mg cantidad que se puede obtener del consumo de col, leche, huevos, cereales integrales, levadura de cerveza, pescado y carne. Debe ser tomado siempre con el complejo B.

- Potasio: cura la depresión nerviosa, reduce la presión arterial, protege contra cardiopatías y disminuye el riesgo de cáncer. El suministro recomendado es entre 3,000 y 4,000 mg, cantidad que se puede obtener del jitomate, plátano, aguacate, yoghurt y papas horneadas.

- Selenio: es un antioxidante que previene de los daños provocados por el estrés, previene algunos tipos de cáncer, combate padecimientos cardiacos, estimula el sistema inmunitario y mejora el estado anímico. El suministro recomendado en hombres es de 70 mcg, y en mujeres de 55 mcg. cantidad que se puede obtener del consumo de pescado, cereales de granos integrales, champiñones, castaña y productos lácteos.

- Tiamina: es un nutriente que interviene en los procesos metabólicos del sistema nervioso, corazón, células sanguíneas y músculos, mitiga las enfermedades nerviosas y del corazón, protege contra los desequilibrios por alcoholismo, sirve en el tratamiento de enfermedades neurológicas causadas por deficiencias de esta vitamina y mejora la agilidad mental. El suministro recomendado es de 400 mg, cantidad que se puede obtener del consumo de arroz integral, leche, huevo, mariscos, carne y órganos animales. Es más eficaz cuando forma parte de un complemento vitamínico B.

- Vitamina A: es un nutriente que se presenta en dos formas, retinol y betacaroteno que es un antioxidante, protege el sistema inmunitario, previene el cáncer, trata las enfermedades cutáneas y el envejecimiento de la piel, mejora la vista, previene la ceguera nocturna, activa los genes del núcleo celular, libera los impulsos vitales, mejora la capacidad sanadora corporal, promueve el crecimiento de los huesos, dientes, encías, cabello y piel fuertes. El suministro recomendado de retinol es de 6,000 mcg, cantidad que se puede obtener del consumo de huevo, mantequilla y aceite de hígado de bacalao, en forma de betacaroteno la dosis es de 15 mg, cantidad que se puede obtener del consumo de las zanahorias, berro, brócoli, espinaca, melón y albaricoque.

- Vitamina C: es un antioxidante que desempeña un papel vital en la prevención de enfermedades, los antioxidantes se encargan de proteger al organismo de la oxidación de los radicales libres que atacan y dañan a las células, evitando con esto algunos tipos de cáncer, protege la hormona tiroidea triyodotiroxina, estimula al triptófano a atravesar la barrera hemotoencefálica, a sintetizar el neurotransmisor serotonina y a transformar al neurotransmisor en hormona del sueño, melatonina, combate cardiopatías, protege el sistema inmunitario y baja la presión arterial. El suministro recomendado es de 60 mg cantidad que se puede obtener del consumo de cítricos, pimientos, fresas, brócoli, melón y jitomate.

- Vitamina E: es otro antioxidante que protege las células del organismo contra los radicales libres capaz de reducir el riesgo de sufrir cardiopatías, proteger contra el cáncer, detener las cataratas y fortalecer el sistema inmunitario. El suministro recomendado en hombres es de 15 UI (10 mg) y en mujeres es de 12 UI (8 mg) cantidad que se puede obtener del consumo de aceite de soya, huevo, germen de trigo, semillas de girasol, avellanas y cereales de granos integrales.

- Selenio: es un nutriente esencial en la formación de enzimas que previene el daño de los radicales libres al organismo, evita algunos tipos de cáncer, combate padecimientos cardiacos, estimula el sistema inmunitario y estimula el estado de ánimo. El suministro recomendado en hombres es de 70 mcg y en mujeres es de 55 mcg, cantidades que se pueden obtener del consumo de pescado, mariscos, cereales de granos integrales, champiñones y productos lácteos.

- Zinc: es un nutrimento protector del sistema inmunitario, combate las infecciones, estimula la curación de las heridas, preserva la salud sexual, interviene en las reacciones enzimáticas en el cerebro, conserva la memoria a corto plazo y el sentido del gusto. El suministro recomendado en hombres es de 15 mg y en mujeres es de 12 mg cantidades que se pueden obtener del consumo de carne magra, leche y granos integrales.

Curas y monodietas

Las curas y monodietas no son para perder peso, sino para activar el proceso de limpieza y reposo en los diferentes órganos y ofrecer la posibilidad de deshacerse de las toxinas acumuladas en el organismo y la corrección de los desequilibrios como el colesterol, elevación de tensión arterial, obesidad, etcétera, lo que a su vez favorece la salud en general del organismo. La pérdida de peso durante la cura debe interpretarse como la manifestación de la evacuación de las toxinas e impurezas acumuladas en el hígado, riñón, intestinos, pulmones y piel.

Así entonces la aplicación de una cura o de una monodieta ha de efectuarse para desintoxicarse, eliminar toxinas y revitalizar todo el organismo por los constantes daños que causa la segregación de hormonas del estrés y durante los periodos de nervios en la sangre.

La energética de un año con curas

- Primavera: es el periodo ideal para practicar una cura o monodieta para desintoxicar, depurar y permitir la regeneración de la sangre, aleja el cansancio del invierno y la irritabilidad. Alimentos de primavera: espárragos, acelga, apio, col, cebolla, puerro, rábano, alcachofa, betabel, zanahoria, setas, lechuga, berro, plátano, cereza, fresa, pera, manzana, naranja, toronja, ajo, hinojo, jengibre, romero, etcétera.

- Verano: es el periodo ideal para practicar una monodieta o cura ya que en esta época se fortalece e ilumina la tierra y el propio ser humano, también conviene una cura para prevenir la saturación del organismo por el aumento de la temperatura ambiental, la estimulación de la digestión y prevención de la somnolencia en esta temporada. Alimentos del verano: berenjena, acelga, calabacita, pepino, pimiento, rábano, judías, zanahoria, chícharo, aceituna, berro, ortiga, cereza, higo, frambuesa, grosella, melón, sandía, etcétera.

- Otoño: es un período importante para practicar una cura o monodieta que permita el desarrollo energético necesario para el invierno, pero también para ayudar a eliminar las toxinas acumuladas por los calores, tonificar el bazo, desintoxicar los intestinos y pulmones, oxigenar la sangre y estimular la circulación, remineralizar y preparar el organismo para entrar a la próxima etapa que requiere de un sueño más reparador y prolongado (invierno). Alimentos del otoño: acelga, apio, ajo, espinaca, cebolla, puerro, calabaza, nabo, coliflor, berro, lechuga, lenteja, pera, ciruela, uva, mora, arándano, etcétera.

- Invierno: es un periodo importante para conservar lo que tiene el organismo a través de una cura o monodieta, sin modificar el aporte y consumo de calorías, en correspondencia con el aporte calórico del momento. Alimentos del invierno: acelga, col de Bruselas, puerro, alcachofa, betabel, zanahoria, coliflor, cacahuate, soya, castaña, mandarina, naranja, toronja, pera, manzana, nuez, albaricoques, etcétera.

Curas especiales

- Cura con fruta: escoger alguna fruta entre las siguientes aguacate, chabacano, almendra, castaña, ciruela, coco, fresa, mandarina, manzana, naranja, pera, uva. Seguir una cura con jugo y platos de la fruta, su efecto tonifica el sistema nervioso debido a que favorece el proceso de la digestión, lo cual relaja y aleja la condición nerviosa por el recargo del estómago. Duración un mes.

- Cura de ginseng ruso: su efecto aumenta las capacidades físicas e intelectuales, actúa contra la fatiga y el estrés. Consumir 2 cápsulas de polvo tres veces al día antes de cada comida, durante un mes.

- Cura de cola de caballo: su efecto remineraliza el organismo, actúa contra el cansancio. Consumir 15 gotas de extracto disueltas en un vaso de agua antes de cada comida, durante un mes.

- Cura de miel de romero: su efecto actúa contra la fatiga, combate el colesterol y tonifica la circulación. Consumir en ayunas una cucharada de miel durante un mes, desayunar después.

- Cura de ortigas: su efecto purifica la sangre, drena el hígado y la vesícula biliar, remineraliza. Consumir dos cápsulas tres veces al día, durante un mes.

- Cura de abedul: su efecto ayuda a eliminar las toxinas de la sangre acumuladas durante el invierno. Consumir una cucharada de jugo de hojas verdes, tres veces al día durante un mes.

- Cura de desintoxicación: su efecto permite eliminar las toxinas acumuladas por los periodos de nervios y estrés. Consumir en ayunas un vaso de jugo de fruta ácida (una sola fruta), con agua mineral, en el desayuno 250 gr de una fruta, a media mañana un vaso de jugo de semiácida, en la comida hortalizas crudas y cocidas, a media tarde un vaso de jugo de fruta semiácida, en la cena hortalizas crudas y cocidas al vapor. Duración 6 días. Continuar con una cura de depuración.

- Cura de depuración: su efecto favorece los efectos de desintoxicación del organismo. Consumir en ayunas una taza de infusión de reina de los prados, violeta y malva; en el desayuno un vaso de jugo de fruta ácida con agua mineral; a media mañana un vaso de jugo de fruta semiácida con agua mineral; en la comida un vaso de jugo de hortalizas verdes (no más de dos a la vez y cambiar a diario el jugo); a media tarde un vaso de frutas semiácidas con agua mineral; en la cena un vaso de jugo de hortalizas. Duración tres días. Continuar con alimentación ligera y sana, evitando la carne, hasta el octavo día para consolidar los resultados del periodo de la desintoxicación y depuración.

- Cura de naranja: su efecto remineraliza y desintoxica la sangre de toxinas, producto de los radicales libres. Consumir en ayunas un vaso de jugo o un plato mediano de la fruta; desayunar media hora después; media hora antes del almuerzo tomar un vaso de jugo; antes de la media tarde tomar un vaso de jugo. Duración un mes consecutivo.

- Monodieta de fresa: su efecto reduce la tensión arterial elevada, regulariza las glándulas endocrinas y el sistema nervioso, elimina la fatiga y desintoxica la sangre. Consumir durante tres días en el desayuno un vaso de jugo y un plato de fresas frescas; a media mañana, un vaso de jugo de frutas ácidas o semiácidas; en la comida un vaso de jugo de hortalizas verdes, ensalada verde y hortalizas verdes al vapor; a media tarde un vaso de jugo de frutas semiácidas; en la cena un vaso de jugo de fresas, al cuarto día cambiar para consumir durante tres días en ayunas un vaso de jugo de fresas; en el desayuno 500 gr de fresas; a media mañana un vaso de jugo; en la comida 500 gr de fresas; a media tarde 500 gr de fresas con vaina de vainilla; en la cena 500 gr de fresas. Duración 6 días consecutivos.

- Cura de diente de león, rábano y achicoria: su efecto limpia y drena el hígado y la vesícula biliar, limpia la sangre, alivia los trastornos circulatorios, remineraliza, trata las alergias, calma el sistema nervioso y tonifica el sistema respiratorio. Consumir en el desayuno o la cena una ensalada con las plantas y aderezar con aceite de oliva, cuadritos de pan integral frotado con ajo fresco; en el almuerzo y la cena tomar un vaso de jugo de diente de león, zanahoria y una ampolleta de rábano negro. Duración seis días.

Hidroterapia

Es una terapia eficaz que utiliza el poder curativo del agua, hielo o vapor y temperaturas frías y calientes, para mantener y restaurar la salud, pero además, ayuda a ejercer la acción sedante del sistema nervioso en general y logra la relajación de los músculos, su duración es suficientemente prolongada para lograr aliviar tensiones y muchas enfermedades de carácter nervioso, entre ellas el insomnio, pues al tomar un baño, por la noche, la sangre permanece en los intestinos y músculos abdominales, lo que a su vez permite la descongestión del cerebro y favorece el sueño relajado.

El agua a utilizar puede ser fría, tibia o caliente dependiendo de la sensibilidad del cuerpo. Es importante no mojar ninguna otra parte corporal ni los pies, si no está indicado en la aplicación.

- Baño de asiento: alivia el estreñimiento de los nerviosos, descongestiona el cerebro y los órganos internos.

- Baño caliente: aleja el insomnio, previene el estrés y nerviosismo. Tomarlo por la noche antes de ir a dormir.

- Baño con agua de mar y sol: templa los nervios, tomar el baño de sol por menos de 10 minutos y después sumergirse en el agua, ducharse y secarse. Después de un descanso repetir el baño.

- Baño de inmersión: actúa contra los trastornos del sueño.

- Baño de tronco: trata los trastornos nerviosos, estimula

las funciones del hígado, estómago e intestinos, alivia el estreñimiento de los nerviosos, descongestiona el cerebro y los órganos internos.

- Baño neutral: se sumerge el cuerpo en agua a 35° C. durante dos horas tiene un efecto relajante y ayuda a lograr la relajación completa, alivia la ansiedad severa, agitación, irritabilidad, insomnio y dolor crónico que son síntomas del estrés.

- Baño sauna: activa la circulación sanguínea, estimula el corazón, calma y tonifica los nervios, limpia el organismo, oxigena la sangre y activa el sistema inmunitario.

- Compresa con sábanas mojadas: procura la sedación del sistema nervioso.

- Compresa húmeda: pasar por todo el cuerpo, sin secarse, posteriormente, un paño escurrido tras haberlo introducido en un recipiente con agua tibia, acostarse y taparse bien, su efecto actúa contra el insomnio.

- Hidroterapia constitucional: aplicar dos a cinco veces a la semana, su efecto alivia el estrés, nerviosismo e insomnio.

- Fricciones en el vientre y pecho: aplicar desde el ombligo hacia abajo, y luego al revés mojando el paño cada vez, su efecto favorece la circulación, relaja los músculos y los nervios.

- Fricción fría en el vientre: estimula las funciones del aparato digestivo, los riñones, el hígado y los intestinos, estimula las terminaciones nerviosas del bajo vientre, vigoriza el sistema nervioso, descongestiona la cabeza y acelera la producción de hormonas en las glándulas endocrinas.

- Baño anticrisis: iniciar con agua fría durante 30 segundos, continuar hacia tibia y caliente, retomar el agua fría y terminar, en seguida envolverse con un paño y tomar una infusión de tilo.

- Baño caliente y bicarbonato: disolver en agua el bicarbonato, su efecto calma los nervios.

- Baño calmante: preparar una infusión de tilo, manzanilla o milenrama, verter en la tina de baño, llenar de agua templada, sumergirse durante 25 minutos.

- Baño con esencia de hojas de pino y polvo de mostaza: disolver en el agua, su efecto ayuda a relajar la tensión nerviosa.

- Baño con manzanilla, tilo, lavanda: colocar las hierbas en una bolsa pequeña de lino, colocar bajo el chorro del agua caliente, su efecto tranquiliza el estrés y el nerviosismo.

- Baño de asiento con milenrama: preparar una infusión de milenrama, tomar el baño dos a tres veces por semana, su efecto alivia los trastornos del periodo menstrual y el estrés que estos mismos producen.

- Baño de avena: verter 4 litros de agua hirviendo sobre 100 gr de paja de avena, dejar en reposo durante veinte minutos y colar, agregar al agua del baño, tomar el baño durante 10 minutos y descansar inmediatamente, su efecto calma y relaja.

- Baño de espliego: verter 1 litro de agua hirviendo sobre 60 gr de flor de espliego, dejar en reposo durante veinte minutos y colar, agregar al agua del baño junto con tintura de espliego, tomar el baño durante 10 minutos y descansar inmediatamente, su efecto tranquiliza los nervios.

- Baño de flor de heno: verter 5 litros de agua hirviendo sobre 300 gr de flor de heno, dejar en reposo durante veinte minutos, colar y agregar al agua del baño, tomar el baño durante diez minutos y descansar inmediatamente, su efecto tranquiliza.

- Baño de flor de heno 2: preparar una infusión, al terminar el baño pasar un paño húmedo por la infusión, por todo el cuerpo, tomarlo dos veces por semana, su efecto favorece la serenidad, reduce los excesos del sistema nervioso durante la menopausia.

- Baño de hierba gatera, manzanilla y lavanda: preparar una infusión y terminar el baño con esa agua, su efecto ayuda contra el insomnio.

- Baño de hierbas: preparar una infusión de melisa y espliego, bañarse a media tarde, su efecto relaja, fortalece y vitaliza las funciones del organismo.

- Baño de lúpulo: verter 3 litros de agua hirviendo sobre 50 gr de lúpulo, dejar en reposo durante quince minutos, colar y agregar al agua del baño, tomar el baño durante 10 a 15 minutos, y luego descansar inmediatamente, su efecto calma el nerviosismo y el estrés.

- Baño de melisa: verter 5 litros de agua hirviendo sobre 70 gr de hojas de melisa, dejar en reposo durante quince minutos, colar y agregar al agua del baño, tomar el baño durante 10 minutos y descansar inmediatamente, su efecto tranquiliza.

- Baño de pies: agregar mostaza en polvo al agua, tomarlo antes de ir a dormir, su efecto ayuda a relajar alejando la sangre de la cabeza y contra el insomnio.

  - Baño de valeriana: verter 2 litros de agua hirviendo sobre 100 gr de raíz de valeriana, dejar en reposo durante diez minutos, colar y agregar al agua del baño junto con tintura de valeriana, tomar el baño durante 10 minutos y descansar inmediatamente, su efecto relaja.

  - Baño reactivante: verter 1 kilo de sales de Epsom en la bañera, llenar de agua, hasta tres cuartos, sumergirse durante 25 minutos, restregar la piel con la mezcla, cuando termine acostarse y sudar copiosamente, después de media hora limpiar el sudor y aplicar aceite de almendras con lavanda.

- Baño relajante: preparar una infusión de valeriana y agregar aceite de lavanda, su efecto favorece el sueño, alivia el nerviosismo y previene el insomnio. Tomar el baño antes de ir a dormir.
- Baño sedante: verter esencia de pino o azahar en el agua del baño, aspirar y sumergirse durante 20 minutos, en seguida tomar un vaso de leche caliente.
- Baño tonificante: verter 250 gr de sal común en agua fría o tibia, disolver y sumergirse durante quince minutos, realizar movimientos de piernas y brazos, estirándolos y encogiéndolos, alternadamente, después girar la cabeza de un lado a otro.

Helioterapia

El sol es una fuente de energía que rige la vida en la tierra, sin ella no existiría la vida, pero por la misma rotación del planeta esta luz parece desaparecer, sin embargo aún los rayos de la misma luna son el resultado de la energía que irradia este astro, así, durante la noche también está presente esta energía y continuando con su ciclo regulador de vida. El cuerpo humano tiene naturalmente un ritmo circadiano de 24.8 horas y naturalmente se debería acostar una hora más tarde cada noche y despertar una hora más tarde cada mañana (pero el reloj sólo marca 24 horas), lo cual descontrolaría totalmente al organismo; sin embargo, la luz solar brillante del día fuerza al reloj biológico a adaptarse a esta forma de 24 horas, de ahí la necesidad vital de tomar el sol simplemente con salir de casa.

En el caso de la depresión, es una de las causas más comunes del insomnio, del despertar temprano y no poder volver a dormir, lo cual estimula la aparición de trastornos nerviosos durante todo el resto del día, por la acción benefectora de la luz, al contacto con la piel, estimula el correcto funcionamiento del organismo, vigoriza, ayuda a mantener el cuerpo en forma y relaja los nervios y los músculos.

- Baño de sol por la mañana: la influencia solar que tienen las primeras horas de la mañana sobre el ritmo circadiano, o reloj biológico, especialmente entre las 7:00 y 9:00 a.m. durante cuando al menos quince minutos pone a tiempo el reloj biológico cada mañana y acostumbra al organismo al ciclo de luz/obscuridad de 24 horas, su efecto evita el estrés, nerviosismo e insomnio.

Fitoterapia

Es una técnica que basa su poder terapéutico en los principios activos de las plantas, algunos de los cuales tienen un efecto relajante, calmante, vivifica y tonifica el sistema nervioso, lo que permite un tratamiento equilibrador de la salud del organismo, el alivio del estrés, la tensión nerviosa, la depresión y el insomnio, pero además estimulan el funcionamiento del sistema inmunológico, circulatorio y neuromuscular que han sido gravemente dañados por los efectos del estrés y el nerviosismo.

Plantas medicinales

Para preparar una infusión se agrega una cucharada de la planta en un litro de agua hirviendo, se deja reposar diez minutos, se cuela y toma de acuerdo a la indicación de cada una de las plantas.

- Agripalma: alivia los trastornos nerviosos del corazón. Se toma una taza de infusión por la mañana y otra por la noche.

- Angélica: alivia el agotamiento nervioso. Se toma una taza de infusión por la noche y se endulza con miel.

- Aspérula olorosa: alivia el insomnio y ansiedad nerviosa. Se toma una taza de infusión por la noche antes de acostarse.

- Avena: relaja, actúa contra el nerviosismo y el desasosiego. Se toma una taza antes de cada comida.

- Borraja: tonifica la mente, alivia el dolor de cabeza, migraña y depresión.

- Castaño blanco: aleja los pensamientos de preocupación y los argumentos mentales y mitiga el insomnio.

- Cedrón: trata el insomnio. Se toma una taza de infusión antes de cada comida.

- Corazoncillo: fortalece el sistema nervioso, calma el dolor crónico y la depresión ligera.

- Damiana: alivia el agotamiento, debilidad nerviosa y nerviosismo exacerbado. Se toma una taza de infusión por la mañana y otra por la noche.

- Diente de león: estimula la función hepática y regula el sistema hormonal dañado por el estrés.
- Esclerantanto: trata la indecisión y el insomnio.
- Espino albar: tonifica el corazón, calma el estrés y la angustia.
- Espliego: calma el sistema nervioso, alivia los espasmos estomacales, mitiga el estado de desasosiego, reanima y relaja a los estresados y nerviosos, alivia el insomnio, la inapetencia y los trastornos intestinales provocados por estados nerviosos.
- Flor de heno: alivia el dolor, aplaca y relaja los músculos contraídos, mejora la irrigación sanguínea, eleva las defensas en el sistema inmunitario y calma el desasosiego de la menopausia.
- Flor de trébol: tranquiliza la mente.
- Gaulteria: alivia las neuralgias. Se toma una taza de infusión por la noche.
- Gelsemio: trata la neuralgia facial y las jaquecas. Se toma una taza de infusión por la noche.
- Ginseng americano: combate la fatiga, proporciona energía, aumenta la resistencia, los reflejos y la coordinación, alivia enfermedades producidas por el estrés, fortalece el sistema inmunitario debilitado, protege contra los efectos por estrés mental y físico.
- Ginseng siberiano: aumenta la capacidad del organismo

para resistir y soportar el estrés. Se toma una taza de infusión por la mañana, tarde y noche.

- Haya: trata el insomnio.
- Hierba de san Juan: seda, tranquiliza, actúa contra la depresión y los ataques de pánico y de angustia, trata el insomnio y el estrés.
- Impaciencia: trata el insomnio
- Kava kava: reduce la ansiedad y la fatiga, relaja los músculos del corazón que se contraen espasmódicamente, calma la histeria, alivia parte del estrés del trabajo.
- Lavanda: relaja y tonifica el sistema nervioso.
- Lechuga: calma los nervios.
- Lima: controla la ansiedad y la hiperactividad, trata el insomnio, la tensión arterial ligeramente elevada y relaja los músculos y nervios.
- Limón: calma los nervios.
- Lúpulo: calma el estado nervioso y el estrés, ayuda a relajar el cuerpo, trata la inapetencia, la debilidad gástrica y los trastornos nerviosos gástricos de origen nervioso, seda en caso de hiperexcitabilidad de los nervios, de insomnio y de desasosiego nervioso.
- Manzanilla: tranquiliza la mente y promueve la relajación, calma la gastritis aguda y crónica, las úlceras provocadas por el mal manejo del estrés y fortalece el estómago, tranquiliza los nervios excitados del estómago e impide la

formación no fisiológica de los ácidos. Se toma una taza de infusión por la mañana, tarde y noche.

- Melisa: calma el fastidio del día y el estómago nervioso, aplaca el malestar gastrointestinal, del hígado o la vesícula, corazón, menstruación, menopausia, tonifica los nervios, combate los trastornos provocados por el nerviosismo, alivia el insomnio de origen nervioso y el nerviosismo.

- Milenrama: trata los trastornos gastrointestinales y biliares, la inapetencia y la inflamación de los órganos digestivos, el insomnio y el nerviosismo, restablece el desasosiego.

- Naranjo agrio: calma los nervios.

- Olmo: calma, reduce la indigestión, alergias alimentarias y aquellas enfermedades digestivas desencadenadas por estrés.

- Ortiga: trata las alergias provocadas por el estrés.

- Pasionaria: calma la mente demasiado activa, seda a los preocupones crónicos, alivia el insomnio, la ansiedad, el nerviosismo, el desasosiego nervioso y los trastornos gastrointestinales de origen nervioso. Se toma una taza de infusión por la noche antes de ir a dormir.

- Pensamiento: alivia las jaquecas. Se toma una taza de infusión por la noche antes de ir a dormir.

- Primavera: alivia las jaquecas y neuralgias. Se toma una taza de infusión por la noche antes de ir a dormir.

- Rábano negro: estimula la función hepática y regula el sistema hormonal dañado por el estrés.
- Sauce blanco: alivia las migrañas, jaquecas y neuralgias.
- Semillas de calabaza: refuerzan la función cerebral y ayudan a afrontar mejor el estrés.
- Sombrerera: calma los espasmos musculares. Se toma una taza de infusión en caso de fuerte nerviosismo o tras un ataque de nervios.
- Tilo: calma, refuerza los nervios, mejora la digestión, alivia la indigestión nerviosa, reduce la tensión arterial, trata la ansiedad, irritabilidad e insomnio y mejora la tolerancia al estrés. Se toma una taza de infusión por la noche.
- Valeriana: calma, mantiene un nivel normal de consciencia mental, trata el estrés emocionalmente elevado, alivia la ansiedad, confusión, migraña, insomnio y depresión con ansiedad, ayuda a disminuir la inquietud por la reducción de tranquilizantes, reduce la tensión elevada por estrés, aminora la irritación nerviosa, los dolores convulsivos de origen nervioso localizados en la zona del estómago y de los intestinos, los trastornos cardiacos y circulatorios de origen nervioso, contribuye al sueño reparador. Se toma una taza de infusión antes de un ataque de nervios.
- Verbena: aplaca el estrés, tensión, frustración e incapacidad de relajarse y desintoxica el hígado.

- Vid: ayuda a tratar el insomnio y las enfermedades relacionadas con el estrés.
- Violeta: alivia las jaquecas. Se toma una taza de infusión por la noche.

Tinturas de plantas

- *Auluga:* sirve para sentimientos de desesperanza, ayuda a animar, impulsa la actitud positiva y fortalece el corazón. Tomar 10 a 20 gotas, tres veces al día.
- *Avena:* calma el nerviosismo, estrés, insomnio y enfermedades nerviosas, tomar cinco gotas varias veces al día, en caso de insomnio tomar veinte gotas una hora antes de acostarse.
- Azahar: trata la ansiedad, el nerviosismo, el estrés, las palpitaciones y migrañas de origen nervioso. Tomar 10 a 20 gotas, tres veces al día.
- Caléndula: trata los trastornos nerviosos. Tomar 10 a 20 gotas, tres veces al día.
- Eleuterococo: tonifica el organismo, mejora el agotamiento físico, nervioso y estrés. Tomar 10 a 20 gotas, tres veces al día.
- Espino blanco: trata el dolor cardiaco, el insomnio, irritabilidad y angustia de origen cardionerviosa. Tomar 10 a 20 gotas, tres veces al día.
- Melisa: tranquiliza, seda el sistema nervioso, calma la

cefalea y migraña. Tomar 10 a 20 gotas, tres veces al día.

- Pasiflora: trata el insomnio, los trastornos nerviosos y ayuda en la desintoxicación de alcohol y tabaco. Tomar 10 a 20 gotas, tres veces al día.

- Susana de ojos negros: libera del estrés, irritabilidad, mala digestión, sueño inquieto y tensión general. Tomar 10 a 20 gotas, tres veces al día.

- Tanacetum parthenium: calma el dolor de cabeza y migrañas. Tomar 10 a 20 gotas, tres veces al día.

- Valeriana: calma la ansiedad, estado nervioso, hiperexcitación, neurastenia, neurosis, insomnio, arritmias, taquicardias, trastornos nerviosos de la menopausia. Tomar 10 a 20 gotas, tres veces al día.

- Verbena: alivia enfermedades causadas por estrés, como ansiedad, indigestión, insomnio y trastornos del sueño, alivia el estrés y ayuda a armonizar la voluntad personal con el mundo. Tomar 10 a 20 gotas, tres veces al día.

- Vid: alivia enfermedades relacionadas con el estrés. Tomar 10 a 20 gotas, tres veces al día.

- Warath: calma la desesperanza, la aflicción profunda y cualquier crisis emocional o física. Tomar 10 a 20 gotas, tres veces al día.

Preparaciones especiales con plantas medicinales

La infusión se prepara con una cucharada de la mezcla de las plantas disuelta en un litro de agua hirviendo, se deja reposar diez minutos y se cuela. Tomar de acuerdo a la indicación de cada preparación especial.

- Centaura menor, melisa, lúpulo, liquen de Islandia y madroño: mezclar una cucharada de cada planta, preparar la infusión con una cucharada de la mezcla, su efecto calma el nerviosismo, agotamiento y falta de apetito.

- Corazoncillo y lavanda: mezclar una cucharada de cada planta, preparar la infusión, su efecto alivia el dolor crónico causado por estrés.

- Escaramujo, azahar, hierba de san Juan, melisa, espliego, manzanilla y valeriana: mezclar una cucharada de cada planta, preparar la infusión con una cucharada de la mezcla, su efecto relaja y aleja el nerviosismo. Tomar dos a tres tazas al día.

- Escuelaria, valeriana, prímula, verbena y hierba de san Juan: mezclar una cucharada de cada planta, preparar la infusión con una cucharada de la mezcla, su efecto relaja y ayuda recuperar el vigor.

- Espino albar, melisa, hierba de san Juan y valeriana: mezclar una cucharada de cada planta, preparar la infusión con una cucharada de la mezcla, su efecto calma los trastornos nerviosos y aleja la angustia. Tomar a sorbos una taza por la mañana y otra por la noche.

- Hierba de san Juan, melisa, frambuesa, valeriana, lúpulo, pasionaria y espliego: mezclar una cucharada de cada planta, preparar la infusión con una cucharada de mezcla de las plantas, su efecto relaja, estabiliza los nervios y estimula el sueño. Tomar una taza hora y media antes de irse a dormir por no más de dos semanas.

- Hierba de san Juan, melisa, valeriana y pasionaria: mezclar una cucharada de cada planta, preparar la infusión con una cucharada de la mezcla, su efecto calma el nerviosismo y el insomnio, ayuda a recuperar la pérdida de la alegría de vivir durante la menopausia.

- Hierba de san Juan, pasionaria, avena, espino albar, melisa, valeriana y manzanilla: preparar una mezcla con diez gotas de tintura de cada planta, tomar diez gotas de la mezcla con azúcar (los diabéticos las diluirán en agua), tres a cinco veces al día, su efecto tranquiliza, seda y relaja.

- Lechuga, cebolla y zanahoria: preparar un cocimiento, tomar una tacita con el estómago vacío, su efecto aporta bienestar a los nervios.

- Manzanilla y leche: mezclar una taza de infusión y una taza de leche, añadir una cucharada de miel, tomar una tacita hora y media antes de ir a dormir; el resto se deja a un lado de la cama para tomar en el caso de despertarse a media noche, su efecto ayuda a conciliar el sueño en caso de nerviosismo y estrés.

- Manzanilla, flores de tilo y 4 clavos: mezclar una cucharada de cada planta, preparar la infusión y tomarla antes de dormir, su efecto logra relajar el cuerpo y la mente, aporta un sueño agradable.

- Manzanilla, hierba gatera, lavanda y melisa: mezclar una cucharada de cada planta, preparar la infusión con una cucharada de la mezcla, tomar antes de ir a dormir, su efecto calma, relaja y aleja el insomnio.

- Manzanilla, tilo y escuelaria: mezclar una cucharada de cada planta, preparar la infusión y tomar 45 minutos antes de ir a dormir, su efecto ayuda a tranquilizar y favorecer la eliminación del estrés, nerviosismo e insomnio.

- Melisa y lúpulo: mezclar una cucharada de cada planta, preparar la infusión, su efecto favorece el flujo de los jugos digestivos y calma el estomago nervioso.

- Melisa, azahar, centaura menor, pasionaria y zarzamora: mezclar una cucharada de cada planta, preparar la infusión con una cucharada de la mezcla, su efecto alivia el bajo rendimiento, angustia y falta de apetito.

- Melisa, liquen de Islandia, manzanilla y malva roja: mezclar una cucharada de cada planta, preparar la infusión con una cucharada de la mezcla, tomar por la noche a sorbos, sin endulzar, su efecto alivia el dolor de estómago causado por nerviosismo y estrés.

- Melisa, pasionaria, manzanilla, hierba de san Juan, zarzamora, frambuesa, escaramujo y malva roja: mezclar una cucharada de cada planta, preparar la infusión con una cucharada de la mezcla, se puede añadir jugo de limón y mezclarla con leche y miel, tomar una taza por la mañana y otra por la noche, su efecto alivia el nerviosismo y la agresividad.

- Milenrama, primavera, verónica, hierba de san Juan, melisa, valeriana y lúpulo: mezclar una cucharada de cada planta, preparar la infusión con una cucharada de la mezcla, su efecto calma el dolor de cabeza, las sudoraciones, el insomnio, el estrés y la angustia durante la menopausia.

- Raíces de valeriana y diente de león, y flores de manzanilla: mezclar las tinturas y poner a macerar las flores en un lugar fresco y obscuro, tomar una a tres cucharadas disueltas en una taza de agua tibia antes de ir a dormir, su efecto evita el estrés, insomnio y la tensión por indigestión nerviosa.

- Tilo y espino albar: mezclar una cucharada de cada planta, preparar la infusión, su efecto reduce la tensión arterial levemente alta.

- Valeriana y manzanilla: mezclar una cucharada de cada planta, preparar la infusión, su efecto alivia los cólicos por indigestión nerviosa.

- Valeriana, avena y pasionaria: preparar una mezcla con diez gotas de tintura de cada planta, tomar diez gotas de la mezcla con azúcar (los diabéticos las diluirán en agua) tres veces al día, su efecto tranquiliza y desasosiega a los niños y adolescentes.

Tratamientos

En caso de crisis nerviosa, ataques de nervios y otros ataques del sistema nervioso puede tomarse una infusión, verter un cuarto de litro de agua sobre una cucharada de dos o tres plantas, dejar diez minutos en reposo y colar, endulzar (no los diabéticos), tomar diariamente de dos a tres tazas de infusión, por no más de tres días. O bien preparar una compresa con las siguientes hierbas y plantas.

- Ansiedad y angustia: basilisco, valeriana, melisa e hisopo.
- Agotamiento y mala circulación: romero, espino e hisopo.
- Crisis nerviosa: tilo y valeriana.
- Depresión: angélica, hisopo, centaura y tomillo.
- Depresión y agotamiento: angélica, damiana, espino amarillo, melisa, ginseng y valeriana.
- Excitación nocturna: tilo, lúpulo y valeriana.
- Fatiga o disfuncionamiento hepático: hisopo y genciana.
- Insomnio: aspérula olorosa, avena, escopolia, cedrón y manzanilla.
- Insomnio: manzanilla, pasionaria, violeta y valeriana.

- Neuralgias y jaquecas: avena, beleño negro, gaulteria, gelsemio, pensamiento, primavera, sauce blanco y violeta.
- Trastornos nerviosos del corazón: espino albar, melisa y agrimalpa.

Homeopatía

Esta terapia basa su poder curativo en las plantas, minerales, algunos productos animales y el principio curativo de "igual con igual se cura" y el adagio de que la eficacia del remedio se potencia diluyéndolo, su poder restaura el equilibrio general de la energía y al tratamiento de la enfermedad de manera integral. Muchos de los casos de insomnio se relacionan con perturbaciones digestivas y problemas pélvicos, especialmente en mujeres, por lo cual éstos y otros padecimientos deben ser descartados y/o tratados. Es posible autorrecetarse eligiendo un remedio; sin embargo, el homeópata recetara un remedio después de realizar un historial del caso, lo cual es un auténtico beneficio, ya que ayudará a ver las causas del estrés desde otra perspectiva.

- Aconitum napellus: alivia los miedos y ansiedad gene ral. Este preparado va bien con el tipo de persona que se maneja mal durante la conmoción.
- Argentum nitricum: alivia los temores, ansiedad, fobias, palpitaciones, sudores, agotamiento mental, dolencias digestivas por tensiones nerviosas, estrés, tensión en el cuello y nervios. Este preparado va bien con el tipo de

indivi-duo impulsivo capaz de comportarse irracionalmente en crisis de estrés y atracarse con dulces, parece anciano prematuramento y tenso, puede estallar en sudores nerviosos repentinos, además de volverse irracional cuando está preocupado y agitado, es eufórico y feliz, aunque sufre emociones violentas.

- Arsenicum album: alivia trastornos digestivos, miedos, ansiedad, dolores de cabeza fuertes y habituales, asma disparada por la inquietud, insomnio de media noche, ansiedad, preocupación y aprehensión. Este preparado va bien con el tipo de persona que prefiere alimentos calientes, grasos, dulces o ácidos; bebidas calientes y alcohol.

- Aurum metallicum: alivia la depresión, dolor de cabeza pulsante, congestión cerebral, dolor de pecho y falta de respiración. Este preparado va bien con el tipo de persona adicta al trabajo, sensible a las opiniones de los demás y con sentimientos de fracaso que le conducen a la depresión.

- Chamomilla: alivia las aflicciones nerviosas y la irritabilidad a la hora de dormir. Este preparado va bien con el tipo de persona irritable, impaciente, nunca satisfecha, sensible a la gente y llora en sueños.

- Coffea cruda: calma la mente hiperactiva, la excitabilidad y el insomnio. Este preparado va bien con el tipo de persona irritable, con mente repleta de ideas, ansiedad que lleva al desasosiego y dolores de cabeza, sus síntomas se agravan después de una relación de fracaso y agotamiento.

- Ignatia 30: alivia el estrés que se debe a un choque emocional u otra experiencia desagradable.

- Kali phosphoricum: alivia el agotamiento mental y físico, trastornos del sistema nervioso. Este preparado va bien con el tipo de persona que se agota con facilidad, por el estrés y el exceso de trabajo, se altera fácilmente ante las malas noticias, es prudente pero extrovertida.

- Lycopodium clavatum: alivia los trastornos estomacales, enfermedades digestivas, problemas emocionales y de ansiedad por inseguridad. Este preparado va bien con el tipo de persona que detesta pensar en el fracaso, con inseguridad profunda que le conduce a exageraciones, prefiere los mariscos, alimentos y bebidas dulces.

- Muriaticum acidum: mitiga el insomnio. Este preparado va bien con el tipo de persona que es víctima de un duelo, experimentan sensibilidad emocional extrema e intolerancia a la luz solar.

- Nux vomica: alivia trastornos digestivos, insomnio exacerbado por la comida o el alcohol, irritabilidad y ansiedad. Este preparado va bien con el tipo de persona que parece agotado, intolerante hacia los demás y utiliza estimulantes para aumentar el rendimiento.

- Phosphoricus acidum: alivia la ansiedad, temores, dolencias digestivas, problemas respiratorios. Este preparado va bien con el tipo de persona que se muestra nervioso, es propenso a derrumbarse cuando está presionada, tiende a reprimirse, prefiere alimentos con especias, salados y dulces, bebidas carbonatadas, queso, vino, le desagradan las frutas y el pescado.

- Pulsatilla nigricans: alivia trastornos digestivos, traumas emocionales, ansias por alimentos dulces, depresión y humor cambiante, trata el insomnio. Este preparado va bien con el tipo de persona que llora fácilmente y es de carácter débil.

- Rhus toxicodendron: alivia la ansiedad nocturna, depresión y dolor de espalda. Este preparado va bien con el tipo de persona inquieta, que llora sin razón, le gusta la leche y siempre tiene sed.

Para que los remedios homeopáticos sean efectivos es necesario evitar las sustancias como el café, tabaco, marihuana, cocaína, alcanfor, mentol, menta, refrescos carbonatados y sabores fuertes similares, no comer o beber durante 15 minutos antes o después de tomar el remedio homeopático.

Ejercicio

La reacción del organismo por la presencia de nervios y estrés genera gran cantidad de energía, la cual nunca tiene lugar hacia donde dirigirse, por consiguiente el organismo permanece en un estado de excitación, durante horas, que, a su vez, causa contaminación interna por los depósitos de hormonas del estrés en los órganos vitales como el hígado y los riñones, lo que también favorece el aumento de la retención de sal y demora la excreción que llevan a cabo los riñones, que a su vez favorece la presencia de presión elevada. Es así que el método para eliminar el exceso de energía y los desajustes orgánicos se pueden tratar con el uso de fármacos; sin embargo, debido a que existen demasiadas toxinas estos mismos pueden aumentar el daño, no obstante el ejercicio en forma regular que procura evitar mayores daños y recuperar el equilibrio perdido, pero además ayuda a drenar las hormonas del estrés, ya que mejora la circulación y el flujo sanguíneo, lo que favorece mantener la situación de crisis bajo control, mejora el sueño, reduce los dolores de cabeza, mengua la tensión muscular, descarga la mente de pensamientos preocupantes y ansiedades, genera la creatividad y resolución de problemas, crea un sentimiento de bienestar, favorece la concentración y el estado de ánimo tanto por depresión como por estrés, e incrementa el vigor, todo esto debido a que las contracciones musculares estimulan ciertas terminaciones nerviosas que envían señales al tronco cerebral y al hipotálamo para que se liberen sustancias químicas llamadas endorfinas que producen una sensación de felicidad, son capaces de tranquilizar y relajar el sistema nervioso, lo cual contrarresta los efectos del cortisol que se encuentra en la sangre por el estrés.

Pero además los aeróbicos o ejercicios oxigenantes que producen una respiración intensa tienen el beneficio de estimular el movimiento de la capa de mucosa que cubre el conducto respiratorio y produce la filtración de las toxinas hacia el exterior, mejorando así el debilitado sistema inmunitario, moviliza las grasas en las cuales están almacenadas sustancias tóxicas, mejora la eficiencia del corazón y quema las calorías que se encuentran acumuladas, en exceso, en el organismo, ayuda a pensar con claridad, mejora la salud física ayudando a prevenir la osteoporosis, la presión alta y las enfermedades cardiovasculares.

Otra de las razones de la práctica de ejercicio ligero o un programa que eleve la frecuencia cardiaca entre un 50 y 75% durante cuando menos treinta minutos diarios por la tarde o temprano por la noche, es aumentar la cantidad de sueño profundo que tiene una persona por la noche, lo cual evita no sólo el insomnio, sino también el nerviosismo y el estrés al día siguiente. Contrario a lo anterior el ejercicio que se hace poco antes de acostarse tiene un efecto contraproducente ya que aumenta la frecuencia cardiaca y eleva el nivel de adrenalina provocando nerviosismo, estrés e insomnio.

El ejercicio aeróbico es un relajante que permite mantener el flujo sanguíneo a los tejidos, así lo más recomendable es practicarlo en forma periódica y energéticamente como las caminatas firmes, el trote, saltar la cuerda, ciclismo estacionario, canotaje y natación al menos tres veces por semana.

Pese a que el ejercicio puede llevar un efecto beneficioso sobre el estrés, el exceso podría desgastar los recursos del cuerpo y contribuir a éste, por lo tanto, es necesario someterse a un programa diseñado especialmente para cada persona y no iniciar un programa de ejercicio, sin antes realizarse un examen médico. Aun cuando exista uno diseñado expreso para cada persona evitar aumentar el trabajo intenso durante el ejercicio, ya que esto también puede acarrear más estrés.

Conociendo la naturaleza de cada persona, de acuerdo a las ciencias ayurvédicas, para el tipo vata de complexión delgada, inquieto y nervioso se recomienda ejercicio no agotador como caminar; el tipo pitta, de complexión media, debe realizar ejercicio moderado; al tipo kapha, de complexión robusta, se recomienda ejercicio pesado, como la caminata o el levantamiento de pesas.

Gimnasia

Es la practica de ejercicios que beneficia la salud de los músculos y ayuda a disminuir la tensión, nerviosismo y estrés. Practicar la gimnasia en una habitación ventilada, utilizar prendas no ceñidas, pero que ayuden a mantener a todos los órganos en su lugar, procurar respirar profundamente para favorecer el aporte de oxígeno al organismo.

Ejercicios para relajar

- Brazos, vientre y espalda: acostarse boca arriba, estirar las piernas, levantar la parte superior del cuerpo, apoyarse en los brazos, mantener las manos pegadas al piso, no doblar ni flexionar las piernas. Repetir cinco veces, aumentar el número cada semana hasta llegar a las 25 repeticiones.

- Parte superior del cuerpo: para favorecer la circulación: de pie con los brazos colocados por detrás y ligeramente separados, doblar el codo y mover el brazo a manera de pedaleo con ritmo constante. Repetir cinco veces el ejercicio, aumentar cada semana hasta llegar a las 25 repeticiones.

- Piernas: acostarse boca arriba, estirar las piernas y los brazos, encoger las piernas y elevarlas al máximo, retornar a la posición inicial lentamente. Repetir cinco veces el ejercicio, aumentar cada semana hasta llegar a las 25 repeticiones.

- Vientre: sentarse en el piso sobre una manta, colocar los brazos detrás, ligeramente separados, doblar los codos, mover los brazos a manera de pedaleo, con ritmo constante. Repetir cinco veces el ejercicio, aumentar cada semana hasta llegar a las 25 repeticiones.

Después de los ejercicios de gimnasia es necesario tomar un baño y frotar todo el cuerpo con loción refrescante.

Karate y boxeo

El karate es un arte marcial de autodefensa que utiliza manos y pies así como posiciones de protección acompañadas de respiraciones y gritos especiales, El boxeo es un deporte de combate que utiliza únicamente los puños, pero más que métodos de combate estimulan la relajación, cultivan el espíritu, hacen hincapié en la autodisciplina, la actitud positiva y alientan los propósitos de elevación moral.

Tanto en el karate como en el boxeo se utilizan como entrenamiento golpes con manos o pies, en costales de arena y tableros especiales de entrenamiento, para flexibilizar y endurecer los músculos del cuerpo, los cuales son acompañados de respiración profunda y de gritos repentinos que ayudan en el ritmo del ataque, concentrando más fuerza para cada golpe que preceda y dando vigor psicológico a la persona, lo cual evita que el estrés quede acumulado en el cuerpo y cause tantos daños al organismo.

Musicoterapia

Es una terapia que existe desde los tiempos de la antigua Grecia, numerosos filósofos, historiadores y científicos han escrito sobre la música como agente terapéutico, así el filósofo griego Pitágoras recomendó cantar y tocar un instrumento musical para eliminar del organismo el miedo, la ira y las preocupaciones. El cerebro responde directamente a la música, así las melodías parecen afectar a ambos hemisferios cerebrales, en cambio, la armonía y el ritmo activan más el lado izquierdo que el derecho del cerebro, otra serie de efectos fisiológicos influyen sobre el ritmo respiratorio, la presión arterial, las contracciones estomacales, los ritmos eléctricos del cerebro, afecta la actividad neuronal y los niveles hormonales independiente de las culturas y los distintos gustos musicales que se tengan. Tan sólo los ritmos cardiacos se aceleran o se vuelven más lentos de forma tal que se van sincronizando con los ritmos musicales; así, la música que se escucha puede afectar la salud positiva o negativamente.

Se dice que el poder curativo de la música se debe a que meramente actúa como una distracción, de lo cual se conoce que como recreo puede tener efectos favorables sobre la percepción del dolor, por lo cual al desviar la atención de la sensación de dolor, ciertamente este disminuye. Sin embargo la armonía, el ritmo y la melodía tienen un efecto positivo sobre el sistema nervioso por lo cual ayuda a tratar una gran variedad de problemas médicos que incluyen desde el mal de Alzheimer, esquizofrenia, pérdida del habla, daños emocionales hasta el sufrimiento de muelas, pero además disminuye el dolor, mejora la memoria y la capacidad comunicativa, ayuda a la relajación y la reducción del estrés, ansiedad y depresión.

La mejor música para propósitos terapéuticos es la que provee variaciones sobre un tema familiar.

Música curativa

- Música de Beethoven: ayuda a reducir y olvidar el dolor.
- Música de Calipso: ayuda a relajar la mente.

- Música de Mozart: activa unas vías neurológicas que superan la capacidad intelectual; mejora la memoria oral y relaja.

Terapia ambiental

Aún cuando a mucha gente les acomoda de maravilla los climas calurosos, los húmedos pueden no quedarles y provocar severos estados de tensión nerviosa, esto se debe a que existe cierta relación de influencia del clima sobre las personas sensibles y todas aquellos que sufran de estados nerviosos, un ejemplo es que un día gris, lluvioso y triste estimula el mal humor, en cambio el buen humor se asocia a días cálidos, llenos de sol y una profunda alegría; los días con cielo azul y despejados estimulan la euforia, las ganas de vivir, alivia todas las enfermedades nerviosas y trastornos asociados a los estados de nerviosismo.

En el caso de las personas nerviosas lo más conveniente es un sitio seco, despejado, con aire puro y sin humedades nocivas, ya que la lluvia deprime casi siempre el sistema nervioso particularmente cuando existe depresión. El mar no está indicado en caso de enfermedades nerviosas, tampoco hay que desperdiciar los beneficios de la brisa salina.

En el caso de tendencia hacia la melancolía y la tristeza evita vivir en lugares sombríos, excesivamente románticos, brumosos, grises, abandonados; en cambio preferir los lugares con cielo despejado y clima favorable con sol. También rehusar vivir solos, la buena compañía calma las tensiones y fortalece con sus buenos consejos. Evitar también las habitaciones cerradas, con temperaturas elevadas y cerca de la calle, ya que esto estimula la sobreexcitación del sistema nervioso, en cambio buscar una habitación fresca, ventilada, y de preferencia se ubique en el interior de la casa para evitar la ansiedad por el constante pasar de la gente y los coches, las sirenas, la alarma de los bomberos una fiesta, los gritos, etcétera.

El uso del automóvil es un factor que puede beneficiar o afectar los nervios, sobre todo cuando surge algún imprevisto; sin embargo, cuando estos mismos se aprovechan los beneficios pueden ser mucho mejores para el estado de ánimo, tal como escuchar un poco de música o disfrutar un libro narrado, o bien, mirar el exterior y descubrir nuevos lugares que antes no se había percatado de que estaban ahí.

Los cambios de estación pueden ser o no perjudiciales para los nerviosos, así las estaciones del año más favorables son la primavera y el verano, justo cuando el sol se encuentra más cerca y parece ejercer cierto efecto sedante, contrario al otoño y el invierno que ejercen un cierto estado deprimente.

Un factor ambiental más que se agrega a los estados nerviosos tiene que ver con el color de la habitación, la casa y la oficina; así, el color rojo estimula los estados nerviosos y provoca insomnio, en cambio una habitación con color lila, verde pálido o rosa pálido, favorece la relajación del sistema nervioso y ayuda a conciliar el sueño profundo y relajado. La música es otro aspecto importante, ya que como anteriormente se explico ésta estimula ciertas partes del cerebro y nervios, que pueden hacer la diferencia entre prevenir o estimular los trastornos nerviosos, así una persona deprimida no debe escuchar música ni triste ni demasiado alegre, es decir ésta debe reflejar al principio su estado anímico para luego cambiar hacia tonos más alegres pero de forma gradual, de preferencia que sea de tipo ambiental y nunca estridente o atemorizante.

Terapia ocupacional y curación por el trabajo

La primera terapia implica una actividad útil planeada y que favorezca la recuperación total de las personas afectadas por enfermedad mental o una incapacidad física, como una forma de ocupar el tiempo, que proporcionen triunfos escalonados que ayuden a vencer la falta de confianza en sí mismo, la escasa autoestima, la dificultad de enfrentarse al estrés y la depresión, a la vez que se desarrolla el área funcional y psicológica, así, al motivarse se centra en las funciones del sistema muscular y nervioso, y en cómo las actividades pueden ayudar a desarrollar o restablecer las capacidades motoras, sensoriales y perceptivas; en la psicológica se centra en obtener un equilibrio entre el trabajo, el juego y el descanso, en maximizar la función independiente, para lograr ambas áreas utiliza actividades como la jardinería, industrias manuales, música, distintos tipos de entretenimientos, hasta la enseñanza de modelado en barro o la cestería.

La curación por el trabajo basa sus principios en que nadie puede resistir una vida de trabajo constante sin descansos intermedios, ni nadie puede soportar una existencia siempre plácentera, y sin hacer nada, sin experimentar la menor contrariedad por pequeña que ésta sea; así, estar poco ocupado o demasiado ocupado en la vida, lleva a la pereza, al vicio, al aburrimiento y en consecuencia al estrés, el nerviosismo, el insomnio, la irritabilidad, la depresión, la neurastenia y el desarrollo de una personalidad psicopática. Por lo cual ambos casos son altamente perjudiciales para los nervios, pero la actividad o trabajo prudente y agradable, sin llegar a ninguno de los extremos, ayuda a tonificar los nervios y evitar casos extremos de nerviosismo por la tensión generada por el solo hecho de aborrecer el trabajo o la actividad que realice.

La jornada laboral de ocho horas es benéfica para el cuerpo y la mente, lo cual deja tiempo para alimentarse, distraerse y descansar, lo cual obviamente permite sentirse satisfecho y contento consigo mismo, pero además que los nervios actúen libres de tensiones y molestias. Así, la curación por el trabajo es un método eficaz puesto que suprime una serie de preocupaciones que atacan irremediablemente los nervios, así como la neurosis, la depresión, la neurastenia y otros trastornos de los nervios, pero también ahuyenta el tedio y el aburrimiento que a su vez causan disturbios nerviosos.

Pese a que no está al alcance que el trabajo sea prudente y grato, puede refrescarse la mente pensando en que al salir del trabajo se dedicará a algo que le agrada como divertirse o pintar un cuadro o dedicarse a alguna tarea grata que traerá mejoras a su persona o casa. O bien recordar como dice una frase "Con el trabajo honesto y esforzado de cada día, hacemos felices a Dios, a la familia y a la empresa".

Diversión y descanso

De acuerdo a Voltaire "El arte de la medicina consiste en divertir al paciente mientras la naturaleza cura la enfermedad" o como dice otra frase "El descanso es el alimento del espíritu y la inspiración para el campo intelectual", ambos dichos reflejan la importancia del favorecimiento y la estimulación de la salud física y emocional a través de elementos tan sencillos como la diversión y el descanso, para así permitir al organismo gozar de buena salud, lo que propicia un estado de euforia y vitalidad indispensable para terminar con casi cualquier enfermedad, como la colitis, el nerviosismo, el estrés y la fatiga crónica, entre otras. Así entonces, lo más recomendable es tomarse un tiempo para salir, descansar, disfrutar y divertirse ya sea al aire libre, como en el parque, lago o playa, y alejarse de todos los factores que alteren los nervios, aunque claro esto no resolverá el problema, pero al menos permitirá dar un descanso y una oportunidad para despejar los pensamientos que fatiguen la cabeza y el estrés, así como lograr naturalmente el fortalecimiento corporal de los nervios, el incremento de la circulación sanguínea, el endurecimiento de la piel y los nervios, todo lo cual impide que fácilmente se irriten y se induzca al estrés, el nerviosismo y el insomnio.

Es necesario recordar que las mejores distracciones y descansos son los más sanos y los que cumplen con los propios gustos.

Diversiones y entretenimientos sanos

- Una lectura en soledad y silencio: su efecto aleja las preocupaciones, calma los nervios, fomenta la cultura y eleva el espíritu.
- Un juego de ajedrez: su efecto alivia el estado nervioso siempre y cuando no se obstine por buscar jugadas difíciles.
- Escuchar música: (Mozart, Vivaldi o Wagner) su efecto aleja las preocupaciones, calma los nervios, fomenta la cultura y eleva el espíritu.
- Un encuentro sexual y amoroso: su efecto calma, relaja los músculos, alivia las tensiones y libera los nervios.
- Un descanso pequeño: combate trastornos nerviosos mayores.
- Una visita al museo: su efectividad aleja las preocupaciones, calma los nervios, fomenta la cultura y eleva el espíritu.
- Una visita a los buenos amigos: su efecto aleja el agotamiento, alivia las tensiones y cultiva el espíritu.

Aun cuando es posible asistir al cine o teatro, debido a que son lugares encerrados la respiración puede tornarse más difícil u opresiva estimulando los estados nerviosos, por lo cual es mejor evitarlos.

Terapia de mascotas

Las mascotas se han convertido en medicina, en coterapeutas del tratamiento de enfermos con padecimientos convalecientes como el Sida o enfermedades autoinmunes, en algunos casos logran incluso detener su avance con su sola presencia, favorecen el tratamiento de niños autistas, ayudan a los introvertidos a perder las inhibiciones y miedos; la reducción de los niveles de estrés en situaciones de crisis, la ansiedad y la presión arterial alta, la mejora del estado de ánimo, el fortalecimiento de los músculos, la recuperación de los enfermos cardiacos, facilitan la interacción con otras personas y estimulan el diálogo, todo lo cual es posible ya que las mascotas no emiten juicios como las personas y por si fuera poco se entregan incondicionalmente.

Animales benéficos

Para esta terapia son útiles los perros, principalmente, porque son más dependientes del humano y llegan aprender y obedecer, pero también es posible utilizar gatos, canarios, tortugas, conejos e incluso peces.

- Canarios: mejoran la vida y aplacan la violencia.
- Delfines: ayudan a mejorar la coordinación de niños con retraso mental, refuerzan el sistema inmunitario.

- Gatos: sostenerlos y acariciarlos puede ayudar a la persona a ganar tono muscular, también ayudan a superar los bloqueos emocionales o psicológicos.
- Perros: la convivencia disminuye la ansiedad y la depresión, aumentan el sentimiento de bienestar y vitalidad, no pueden curar a un niño autista pero sí mejoran la interacción social del niño.

Es conveniente combinar los efectos fisiológicos de las mascotas y la música principalmente en el tratamiento de estrés y presión arterial alta. Y para obtener todos los beneficios de la terapia es necesario estar unido al animal, quererlo y no considerarlo sólo un adorno o estorbo.

Terapia del buen humor

"Un corazón alegre es una buena medicina, pero un espíritu triste seca los huesos", Proverbios, 17:22, nada más cierto ya que el buen estado de ánimo reduce los estados nerviosos y las molestias físicas que el mismo estrés causa sobre los órganos, tan sólo la risa alivia la tensión muscular, estimula la correcta oxigenación, regula los latidos del corazón, alienta la producción de endorfinas que son hormonas y analgésicos naturales del cuerpo y que son transportadas en la sangre llegando a todo el organismo. Esta terapia consiste sólo en reírse sin esfuerzos, es decir naturalmente, lo cual se puede aprovechar al decir "hola", "gracias", "por favor", "hasta pronto", "adiós", etcétera, que son pequeñas frases para utilizarse en la casa, el trabajo, la calle y todo aquel lugar que se frecuente.

En el caso de no lograr lo anterior otra buena manera de controlar el nerviosismo y el estrés es, simplemente, carcajearse a solas para evitar miradas indiscretas, lo cual tiende a favorecer la relajación no sólo de los músculos de la cara y la parte superior del cuerpo, sino del espíritu.

Cromoterapia y fototerapia

La cromoterapia es una ciencia divina que fue empleada en la Era de Oro de Grecia y en los templos de luz y color de Heliópolis en el antiguo Egipto y en las antiguas civilizaciones de la India y China, sus principios emplean la sabiduría del color como el único principio divino, creativo de ondas-de-luz, para ayudar a restablecer el equilibrio y la armonía, para calmar y sostener, para sanar y restaurar. La luz solar blanca es usada en todo su espectro, de propagación de onda y sirve para estimular las funciones de los órganos vitales del cuerpo, pero no sólo restablece el cuerpo físico sino también ayuda a templar y refrescar la mente y nutrir el espíritu, esto se debe a que el color tiene una provechosa misión de aliviar ambos tipos de enfermedad, no como el sustituto de los medicamentos sino con el poder de la luz que trabaja en todos los niveles del ser.

El hombre no es tan sólo un ser físico, sino que tiene ciertos vehículos de expresión a través de los cuales la fuerza de su alma trabaja, el cuerpo es el más denso y su comportamiento tanto mental como emocional está condicionado por los siete centros o glándulas mayores del cuerpo, cada uno tiene su frecuencia de vibración particular y absorben los alimentos que se ingieren, los pensamientos que se idean, las emociones que se guardan; ciertas cualidades o vibraciones corresponden con cada uno de los siete colores del espectro solar y cada uno se derrama en la conciencia del alma para alimentar el centro con el que tiene afinidad y de acuerdo a los hábitos se utiliza el rayo de luz para dar fuerza a la conciencia o enfermar. Una continua tensión mental o emocional daña uno o más de esos siete centros.

La respiración del color posee un efecto regocijante y sublime porque afecta y expande la conciencia hasta el punto de dejar de lado el cansancio, los problemas y los dolores. Practicar la respiración entendiendo que el color es vertido sobre el cuerpo, desde la luz solar hasta la tierra, o desde la lámpara de radiación benéfica que espera volverse provechosa. Practicar al levantarse y al acotarse, inhalar y visualizar los rayos, respirarlos dentro del cuerpo y la mente, añadir la afirmación o mantra al color para ayudar a conectar la mente y el espíritu.

Rayos de color

- Rojo: es llamado el "rayo energizante" o "Padre de la vitalidad", reanima la fuerza de la sangre, calienta la sangre arterial, incrementa la circulación, causa que la adrenalina almacenada, en las glándulas cerradas, bajo su control sea descargada en la corriente sanguínea, la hemoglobina se multiplica en la sangre, remueve el adormilamiento y pereza, expande y activa lo que ha sido contraído, ayuda a curar la parálisis facial, destierra el sentido de la limitación e incapacidad para contener cosas, promueve la juventud y la iniciativa, fortalece el poder de voluntad y el valor para superar la cobardía y la falta de fe. Controla el chakra en la base de la espina. Se recomienda una dieta con alimentos como el betabel, rábano, col morada, berenjena, cereza, grosella, ciruela, etc.

- *Naranja:* es llamado el "rayo de la sabiduría" libera las funciones mentales y corporales, alivia las depresiones, ayuda a desenvolver y desarrollar la mentalidad, sana el cuerpo físico y al mismo tiempo la mente, induce a la iluminación mental con sentimiento de libertad, fortalece la voluntad; en combinación con el rayo azul se usa para ciertos desórdenes mentales. Controla el segundo chakra o centro esplénico. Se recomienda una dieta con alimentos como la zanahoria, calabaza, melón, naranja, chabacano, persimonio, mango, durazno y mandarina, etcétera.

- Amarillo: despierta y estimula la mentalidad superior, controla los procesos digestivos en el estómago, el sistema nervioso y el cerebro, purifica el hígado y los intestinos, limpia los poros, mejora la textura de la piel.

Controla el tercer chakra o plexo solar. Se recomienda una dieta con alimentos como el pimiento amarillo, maíz, camote, plátano, piña, calabaza, limón, toronja, melón y aquellas frutas o verduras de cáscara amarilla.

- *Verde:* balancea el progreso del cuerpo y la mente, favorece la armonía, fortalece el sistema nervioso, incrementa las vibraciones armónicas de los pensamientos, trae paz a los sentidos, calma y restaura. Controla el chakra cardiaco. Se recomienda una dieta con alimentos como las frutas y vegetales no ácidos o alcalinos.

- Azul: tranquiliza, relaja, calma, alienta la verdad, la lealtad, la confianza, atrae la quietud y paz a la mente preocupada, excitada o en estado nervioso y alivia el insomnio. Regula el chakra laríngeo. Se recomienda una dieta con alimentos como las frutas azules como el arándano, mora, ciruela, berenjena, etcétera.

- Índigo: tonifica la corriente sanguínea, libera y purifica mentalmente, controla las corrientes psíquicas del cuerpo, calma e induce la anestesia local o total y modera el insomnio. Regula el chakra frontal. Se recomienda una dieta con alimentos como las frutas de color azul y violeta.

- Violeta: anima y purifica la sangre intoxicada, C, purifica las ideas, deprime la mente débil, expande los horizontes de la comprensión divina, trae armonía en aquellos casos de excitabilidad, neurosis, irritación nerviosa, enfermedades inflamatorias de los nervios y vasculares, modera el insomnio. Regula el chakra de la cabeza. Se recomienda una dieta con alimentos como la castaña, brócoli morado. Uva, rabo de betabel, mora, etcétera.

• Blanco: aumenta, dinamiza y potencializa las características de cualquier rayo de color.

Tratamiento de la conciencia

• Respiración del color: sentarse derecho en una silla con la espina dorsal rígida frente a una ventana de cara al Este. Exhalar todo el aire de los pulmones y el estómago a la vez que se inclina, hacia delante, relajando el cuerpo con los brazos colgando de cada lado, inhalar lentamente y enderezar la espina, concentrar la atención entre las cejas, inhalar profundamente y sostener la respiración contando del uno hasta el doce, percibir cómo la respiración refresca y recarga cada célula del cuerpo con nueva vida, cómo la mente es liberada de toda limitación, cómo nutre él cuerpo físico, mental y espiritual. Repetir el ejercicio dos veces. Después musitar "¡Oh espíritu, radiante de amor penetra en mi conciencia para que el amor pueda hacer radiante cada pensamiento, palabra y acción!", a la vez que se visualiza el alegre matiz durazno del amor universal, extender el horizonte mental hasta abrazar el universo, continuar respirando y contemplando cómo los tres rayos magnéticos rojo, naranja y amarillo, visualizar el tibio aliento cósmico circulando desde las plantas de los pies hasta el plexo solar, continuar respirando con los tres rayos eléctricos azul, índigo y violeta, exhalar del color el matiz refrescante del cielo y el verde de las plantas en la tierra, inhalar del pasto verde al sol y después desde la lluvia.

En el caso de la fototerapia debe ser principalmente de espectro completo y con luz brillante del color indicado para tratar las molestias depresivas y afectivas que incluyen los trastornos del sueño, afectivo estacional y el síndrome premenstrual. Para complementar el tratamiento pueden utilizarse lámparas o celofán de color en las ventanas.

Es indispensable prescindir del uso de lámparas fluorescentes en el trabajo y la casa, para ayudar a reducir el estrés y los estados nerviosos.

Terapia por medio del arte

Este tratamiento permite liberar la tensión reprimida y desahogar la frustración en forma creativa, ayuda a sacar a flote los sentimientos y pensamientos más recónditos con entera libertad.

- Dibujar: relaja y alimenta la concentración y creatividad.
  En los libros de historia del arte buscar información sobre el dibujo para comprobar que aun cuando el

hombre prehistórico no necesitó saber técnicas de dibujo pudo lograr plasmar su entorno tal como sucede en
las pinturas rupestres de la cueva de Altamira, así
entonces empezar, al igual que los niños, con formas tan
sencillas como círculos y líneas, luego comenzar a copiar
pequeños objetos como una taza, sin mayores detalles,
ir avanzando poco a poco sobre los detalles y el volumen, continuar hasta animarse a dibujar un rostro,
igual, sin mayores detalles y después un paisaje. Lo
importante es no encontrar limitaciones ni situaciones
que alteren la tranquilidad mental, sino por el contrario
que la estimulen a buscar nuevos horizontes que la
nutran.

- Pintar o iluminar: relaja, calma los nervios, estimula la
creatividad. Buscar en los libros de historia del arte
información sobre la pintura y hacer algunas compara-
ciones entre diferentes corrientes para ver qué de los
detalles que están en el entorno y los que existen en el
interior, siempre serán motivo de un momento de con-
templación, porque el arte permite explorar nuevos
caminos en busca de la creación. Comenzar pintando
posiblemente una pared de la propia casa o iluminando
un cuaderno de dibujo para niños, pueden explorarse otros
caminos de la pintura para hallar que un poco de tranquilidad siempre está al alcance de la mano.

- Escribir: relaja, alimenta y cultiva el espíritu. La inspiración y un momento de relajación son siempre un buen motivo para escribir, desde una palabra hasta una carta o un libro acerca de la vida, aquí tampoco existen límites, pues de una frase como: "gracias ... por ser..." es posible encontrar que las nuevas enseñanzas pueden comenzar a cualquier edad, sobre todo cuando se hacen como parte de la diversión que es descubrir el arte de escribir.

- Danza o baile: contrarresta la tensión, favorece la relajación, ayuda a esclarecer las emociones reprimidas y cultiva el espíritu. Es posible iniciar con pequeños movimientos rítmicos, bien, explorar los bailes de salón para encontrar que la fuerza de un movimiento da impulso a cada uno de los pasos que llevarán a recorrer experiencias inéditas que darán un nuevo ritmo a la vida.

Poder de la oración

Algunas de las más populares historias de la vida del hombre en la Tierra tienen que ver con el poder curativo de una deidad, así los libros de la Biblia hablan de cómo el poder de Dios traía curación y plenitud a las tierras desiertas y aun hasta nuestros días llegan tales testimonios que, de acuerdo a las religiones, la enfermedad y el dolor, la tensión y el estrés, el trabajo y la economía, el alcohol y las drogas, todos causan dolor y sufrimiento que reclaman curación, perdón y paz, por lo cual se han desarrollado programas y ministerios designados que ayudan a encontrar la curación a través de la oración que es tan única como las personas.

La oración es el resultado natural de la creencia de una persona en una divinidad y puede ser formal o espontánea, individual o grupal, silenciosa o hablada. Ésta, en su sentido más estricto, comprende una comunicación espiritual cuyo fin es acercarse a la divinidad y en su sentido más amplio se entiende como cualquier forma de rito cuyo fin es conducir a la persona a una relación más próxima con aquello que considere hierálico, como las danzas ceremoniales o la meditación. La oración para la curación lleva hacia una relación correcta con Dios, con otras personas y con toda la creación, así la cualidad curativa se descubre al acercarse cada día al amor curativo interior, percibiendo las propias necesidades y admitiendo que todo es posible mientras exista la fe.

Antes de tratar de orar es necesario relajarse en un lugar tranquilo, libre de ruido y miradas indiscretas. Comenzar la oración diciendo una frase como "gracias Dios por tu presencia en mi ser", relajar el cuerpo físico y espiritual, en caso de sentir desvío de la oración usar una palabra como "Ayúdame..." y proseguir invocando la presencia de Dios como único propósito de amor y curación. Cerrar los ojos y repetir las plegarias o, bien, seguir una grabación con las frases más importantes de cada oración, dejarse llevar por la propia guía interior que estimula la atmósfera y sumergirse en el cálido abrazo curativo del amor.

- *Oración para centrarse:* permite que fluyan los propios sentimientos y pensamientos, une el corazón y la voluntad con Dios, trae una sensación de paz, suprime el estrés y la tensión, baja la tensión arterial, reduce la ansiedad, aporta tranquilidad a la vida y calma los miedos. En una posición cómoda percibir la respiración, inhalar y exhalar profundamente, exhalar con amplitud para expulsar el enojo, resentimiento, ansiedad, estrés, nerviosismo, todo aquello que no deseas más en tu ser; inhala el amor infinito y poderoso de Dios, exhala para continuar expulsando el resentimiento, el enojo... luego hacer una oración simple que surja desde el corazón iniciar con: "Oh, Dios ayúdame a llenar mi vida de tu ejemplo de amor incondicional...", con el fin de vaciar la mente y corazón para que el poder curativo inunde el silencio del interior. Después de unos momentos de oración continuar con un rezo pausado o alguna otra invocación, para encontrar que la curación y la paz ahora habitan en el interior.
- *Oración de relajación:* ayuda a liberarse del estrés, las fatigas, encontrar la tolerancia y el amor, permite entrar en contacto con el propio centro espiritual y descubrir que la presencia amorosa de Dios está con uno siempre y en todo lugar, en medio de la vida tan

ocupada y estresada, en las actitudes, en las alegrías, temores y ansiedades. En una posición cómoda sentir la tensión en los músculos tensos o duros, relajar cada parte del cuerpo, desde la cabeza hasta los pies, percibir cómo la tensión abandona el cuerpo, el amor infinito libera, cura, llena y renueva con plena energía y amor a la vida, ahora hay conciencia sobre tus emociones, nunca intentar cambiarlas, sólo tratar de reconocerlas, ahora darse a sí mismo y todas las emociones a Dios..., continuar relajándose con el amor infinito de Dios, dar gracias por experimentarlo y pedir a Dios que te ame, como nunca has sido amado, ábrete a las maravillas, contempla la belleza de este amor sin ataduras, descansa, relájate y ten conciencia de que Dios está a cada momento contigo y que cualquier sentimiento que emerja refleje el amor eterno, ahora y siempre.

- *Oración de relajación 2:* en una posición cómoda, cerrar los ojos y respirar profundamente, contar hasta cinco con cada inhalación y exhalación, permanecer unos momentos relajándose. Ahora imaginar un paisaje natural, agradable, el sol calienta, el cielo es azul y despejado, la brisa acaricia tu cuerpo exterior e interior, tumbarse sobre la tierra y tomar un baño de sol, ahora los rayos te abrazan y las maravillas de la creación te llenan de placer, oye el correr del aire, alguien se acerca, abre los ojos, verás que Dios se dirige hacia ti, lenta, pausadamente, Dios te abraza con su amor incondicional e infinito, te acerca a su corazón divino. Relájate y permanece ahí porque Dios comparte contigo ese amor que libera, cura, renueva, fortalece y aporta un sentimiento de paz y alegría que también es tuya, ahora nombralo, afirma y agradece a Dios cada regalo recibido: felicidad, alegría, paz…

- *Oración de relajación 3:* en una posición cómoda cerrar los ojos y comenzar a relajarse a la vez que respira profundamente con energía y paz, exhalar la tensión y estrés, la cara se relaja conforme se aleja la tensión, continuar con el cuello, la espalda, el pecho, el abdomen, los brazos, las piernas, los pies, la tensión se aleja y el cuerpo continúa relajándose. Ahora imaginar un camino en la montaña verde y florida, el aire es fresco, el aroma invade el ambiente con cálidos perfumes, la brisa acaricia el cuerpo exterior e interior, las nubes flotan sin esfuerzo, las flores bordean el camino, lo perfuman, continúa respirando profundamente; caminar y hacer una pausa para contemplar las maravillas de la naturaleza, siéntate ahí, medita sobre la profundidad de tu ser, ve la luz dorada que ilumina el interior, esta vitalidad fluye libremente en cada célula, esta energía es el amor que Dios experimenta por ti un amor que va más allá de las palabras, relájate y contempla la calma y paz interior que se renueva cada día de tu vida.

Comentario final

El hablar sobre enfermedades que comprendan la psicología de las personas implica el riesgo de no mencionar lo que cada quien crea que es lo correcto, implica faltas u omisiones que vamos descubriendo con el transcurso de los años, precisamente ésa es la función de cada uno de los libros que escribo, el pensar que están incompletos y que nos orillen a buscar más y más información de todo aquello que interesa, es decir que nunca debemos de estar totalmente satisfechos de lo que leemos, para que toda la información, la que constantemente estemos recibiendo, sea aprovechada y puesta en práctica para descubrir el efecto mágico que en nuestro cuerpo produce, pues cada consejo que ustedes lean y pongan en práctica les redundará en bienestar y cada acto adecuado en su vida les dará el camino de la salud que a diario, personalmente estoy buscando encontrar para mis lectores y mis pacientes.

Este pequeño libro les habla de las formas naturales de combatir esos síntomas que dan origen a miles de enfermedades y a tomar diferentes actitudes frente a la vida, desgraciadamente no somos capaces de hacerles frente de manera valerosa, pero recuerden que para poder hacerlo siempre debemos de contar con el valioso apoyo de la información, pues no hay enemigo más completo y letal para cualquier persona como la ignorancia, que el desconocimiento de todo lo que nos perjudica, siempre dará por resultado el padecer todo aquello a lo que tememos, cada enfermedad que padezcamos tiene un origen y es fuente bien investigada hará eliminarla o detenerla a tiempo, evitando de este modo los más mortíferos sufrimientos a quien los padece; así, vamos a ser día tras día los investigadores más completos en relación a lo que nos podría pasar.

Que la información y los consejos vertidos transmitan toda la utilidad para la cual fueron escritos, creo que la aplicación de ellos es demasiado sencilla como para que cada quien la pueda realizar en su casa, o en su defecto, que sean capaces de cambiar su mentalidad en relación con estos tenaces padecimientos. Y si son capaces de hacerlo, créanlo, estarán eliminando en gran porcentaje la intensidad de los síntomas que describo aquí.

Es importante el mencionar que la vida vale la pena siempre, mientras la calidad de la que tengamos sea la adecuada; que nos permita disfrutar a plenitud cada instante de vida que poseamos, para que cada paso que demos lo disfrutemos plenamente y tampoco sea la antesala del infierno, del sufrimiento eterno al que están sometidos millones y millones de seres humanos por no haber comprendido a tiempo lo que a gritos escuchamos a diario, lo que desde la infancia nuestros padres siempre nos trataron de inculcar (aunque desgraciadamente no con el ejemplo), que debamos de cuidar nuestro cuerpo para tener una vida saludable, llena de alegrías y éxitos.

Así que vamos a repasar cada una de las páginas de este pequeño manual y verán cómo muchos de estos consejos son la síntesis de una vida saludable a la cual todos, absolutamente todos, tenemos derecho, así que ojalá sea el·momento del clic mágico que les permita vislumbrar que en la vida no todo es gris, considerar que si la contemplamos a través del cristal de nuestra propia perspectiva, ésta deberá ser siempre la de la salud.

Quiero pensar que con el paso de los años seremos más conscientes de los actos de nuestra vida, mientras más pasa el tiempo mejor valoramos lo que realmente somos, que mientras más respiramos, sentimos cómo ese maravilloso primer alimento penetra a nuestro cuerpo, vamos siendo capaces de diferenciar entre poder hacerlo de una manera fácil y sencilla o en su defecto complicarlo, como siempre impidiendo que se le de a nuestro organismo lo que necesita, ojalá, siempre estemos conscientes, para el buen funcionamiento del cuerpo se necesita de la vida, de la consciencia y del amor que sintamos por nosotros mismos, que cada instante de nuestra existencia está marcado por la gloria del amor a la misma.

Disfruten del deseo de vivir, alejándose del malsano, esos nervios que a diario atosigan y que no dejan descansar en paz, que no les permiten gozar de la vida en toda su magnitud, que no les dejan llevar a la realidad los sueños y anhelos propios pero cuando los alcanzan, finalmente desconocen para qué los realizaron por estar enfermos, sin tener la suficiente energía para poder disfrutarlos, es por ello que debemos de pensar que la cima del éxito se disfruta más cuando se camina firmemente hacia ella sano y además que cuesta trabajo permanecer en ella demasiado tiempo y si anhelamos hacerlo debemos de tener la mente limpia y llena de vitalidad; para eso es necesario eliminar el estrés, los nervios y el insomnio, es decir no hay de no hay.

Ésa es precisamente la idea de todo el equipo que conformamos los que siempre nos dedicamos a la salud, cada quien en sus diferentes trincheras, el paciente desde su perspectiva de conocimiento y fe, el médico esperando del tratamiento que administre a su paciente que éste sea capaz de entenderlo y realizarlo poniendo además el toque mágico de la confianza y el conocimiento que el médico aporta, informaciones como ésta que permitan al paciente tomar la decisión de establecer el cambio adecuado en su vida y le faciliten simplificar y eficientar la labor de todos aquellos que desde sus diferentes trincheras se preocupan por su salud, considero que cada acto que tengamos en nuestra profesión, ha de ser el mejorar la vida de los pacientes, que cada acto de cualquier índole tenga como meta el cambiar los hábitos —los malos hábitos de que cada uno de nosotros—, entonces habrá cumplido la misión más alta de cualquier ser humano en esta vida: el mejorar la condición y salud de sus semejantes, haciéndolos merecedores del reconocimiento de los demás y principalmente de sí mismo.

Lean cuidadosamente esta obra, sé que, en muchas ocasiones, nos causa flojera hacerlo por segunda o tercera vez, pues considero que hasta haberlo leído una vez es más que suficiente, pero este libro considero que tiene la magia de que al hacerlo encontrarán una forma diferente de aplicarlo a las diferentes necesidades que ustedes tengan para mejorar su salud, recuerden: la vida solamente es la repetición constante de todos los actos que a diario hacemos, sí, estamos repitiendo constantemente en distintas formas y en otras situaciones todo lo que sabemos o aprendemos. Así que, vamos a ir mejorando estos actos para que a diario éstos se vean casi perfectos y nos permitan descubrir cada día que existe un mundo diferente al que estamos acostumbrados, un universo feliz. ¿Simplista? Posiblemente sí, pero existe algo más fácil que el decidir que el ser felices todos los días de nuestra vida, hay algo más mágico que el pensar que siempre debemos de ver y ser optimistas pase lo que pase, nos suceda lo que nos suceda, yo creo que no, ya que no vamos a cambiar los caminos que trazamos –que después les llamamos destino– y que no es otra cosa que la suma de los actos que cada quien realizó en el transcurso de la vida, pero si analizamos, cuidadosamente, nosotros y solamente nosotros fuimos los causantes del camino que trazamos y de los senderos que cruzamos con otros, así que vamos a mejorar los estilos de vida que llevemos y, principalmente seamos capaces de entender que podemos estar sujetos a todas las presiones del mundo, que podemos estar angustiados de lo que suceda a nuestro alrededor, lo que en muchas ocasiones dará como resultado el padecer lo que este libro describe, pero estemos conscientes que la solución a los mismos nunca será el acrecentarlos, es muy común decir que: fue el destino que nos tocó vivir, simplemente son cosas que pasan y que fuimos incapaces de cambiar el mundo en que nos desenvolvimos; pero, en cambio, sí lo hicimos cambiar, a nuestra manera, en beneficio nuestro y de todo el círculo que nos rodea, y visto así, fuimos artífices del cambio; además, el ejemplo a seguir de la gente cercana a nosotros.

En lo personal me llena de amor y alegría el ver a miles de personas que han sido pacientes míos, a miles de personas que nos leen, nos escuchan y ven por los diferentes programas de radio y televisión, así como aquellos a los que tenemos oportunidad de llegar, que han cambiado, en mucho o en poco, la mentalidad de sufrimiento y dolor, por otras: confianza, amor y trabajo, que les ha permitido ser lo que ellos quieren ser: seres humanos perfectibles y capaces de enmendar errores y jamás darse por vencidos, creo que cada quien es capaz de lograr las metas que se ha trazado y que con el conocimiento adecuado marcará la pauta a seguir para lograr una vida mejor.

Finalmente quiero agradecer a nuestros amigos de *Selector*, poder llegar a todos ustedes, que ustedes lleguen a nosotros, porque consideramos que son la piedra angular para lograrlo; así, vayan mis agradecimientos a ellos, a doña Claudia Granados Alquicira, por su valiosa cooperación igual que siempre; gracias, a todos ustedes que leen estos libros, pues si no fuera así no saldrían a la venta; a toda mi familia, que es mi ejemplo a seguir y darle las gracias a ese gran arquitecto que nos concede ser y no ser. Nuevamente, mil gracias. *Bienvenidos al Mundo Naturista del Dr. Abel Cruz.*

> Porque he dicho: "La bondad
> amorosa quedará edificada
> aún hasta tiempo
> indefinido.
> En cuanto a los cielos,
> mantienes tu fidelidad
> firmemente establecida
> en ellos.

Con infinito amor a mis hermanos.
Dr. Abel Cruz

Nervios, estrés e insomnio
Tipografía: *Bidiseño*
Negativos de portada e interiores: *Fotolito Daceos*
Impresión de portada: *QGraphics S.A. de C.V.*

Esta edición se imprimió en Julio de 2004.
Impresora Alfa Lago Managua No. 50 México, D.F. 11280

SU OPINIÓN CUENTA

Nombre..

Dirección..

Calle y núm. exterior...........................interior...................

Colonia..............................Delegación.......................

C.P...............Ciudad/Municipio...............................

Estado.................................País.........................

Ocupación...............................Edad...................

Lugar de compra...

Temas de interés:

- ☐ *Empresa*
- ☐ *Superación profesional*
- ☐ *Motivación*
- ☐ *Superación personal*
- ☐ *New Age*
- ☐ *Esoterismo*
- ☐ *Salud*
- ☐ *Belleza*

- ☐ *Psicología*
- ☐ *Psicología infantil*
- ☐ *Pareja*
- ☐ *Cocina*
- ☐ *Literatura infantil*
- ☐ *Literaura juvenil*
- ☐ *Cuento*
- ☐ *Novela*

- ☐ *Cuentos de autores extranjeros*
- ☐ *Novelas de autores extranjeros*
- ☐ *Juegos*
- ☐ *Acertijos*
- ☐ *Manualidades*
- ☐ *Humorismo*
- ☐ *Frases célebres*
- ☐ *Otros*

¿Cómo se enteró de la existencia del libro?

- ☐ *Punto de venta*
- ☐ *Recomendación*
- ☐ *Periódico*

- ☐ *Revista*
- ☐ *Radio*
- ☐ *Televisión*

Otros..

Sugerencias_____

_____

_____

 Nervios, estrés e insomnio

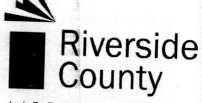